GUÉRISON

DE LA

PHTHISIE PULMONAIRE

ET DE LA

BRONCHITE CHRONIQUE

A L'AIDE D'UN TRAITEMENT NOUVEAU

PAR

Le Dr Jules BOYER

Ex-interne des hôpitaux, ex-prosecteur d'anatomie,
Ex-chef des travaux anatomiques,
Ex-chargé du cours de physiologie à l'École de médecine de Clermont ;
Membre de la Société de médecine et de chirurgie pratiques ;
Médecin inscrit de S. M. le roi d'Espagne ;
Chevalier de l'Ordre de Charles III.

« Un rhume négligé est une phthisie commencée. »   (STOLL.)

« Décréter l'incurabilité de certaines maladies.
c'est sanctionner par une loi la négligence et
l'incurie. »   (BACON.)

CINQUIÈME ÉDITION
REVUE ET AUGMENTÉE

PARIS

ADRIEN DELAHAYE, LIBRAIRE-ÉDITEUR

PLACE DE L'ÉCOLE-DE-MÉDECINE

1865

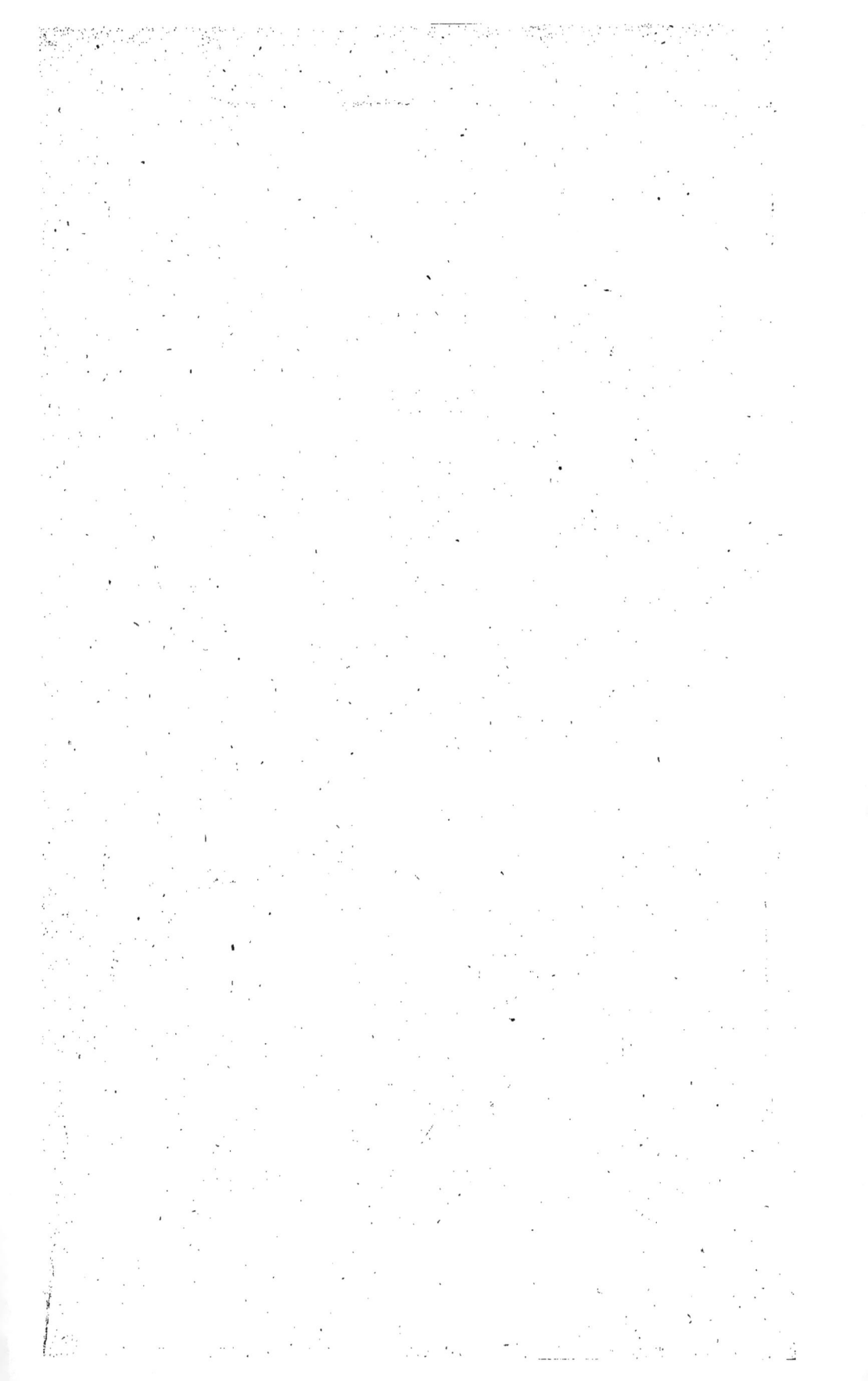

GUÉRISON

DE LA

PHTHISIE PULMONAIRE

ET DE LA

BRONCHITE CHRONIQUE

Paris. — Imprimerie de E. MARTINET, rue Mignon, 2.

GUÉRISON

DE LA

PHTHISIE PULMONAIRE

ET DE LA

BRONCHITE CHRONIQUE

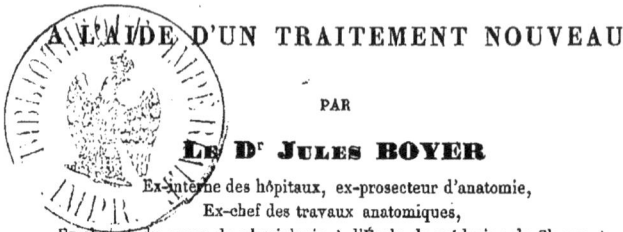

À L'AIDE D'UN TRAITEMENT NOUVEAU

PAR

LE Dʳ JULES BOYER

Ex-interne des hôpitaux, ex-prosecteur d'anatomie,
Ex-chef des travaux anatomiques,
Ex-chargé du cours de physiologie à l'École de médecine de Clermont ;
Membre de la Société de médecine et de chirurgie pratiques ;
Médecin inscrit de S. M. le roi d'Espagne ;
Chevalier de l'Ordre de Charles III.

« Un rhume négligé est une phthisie commencée. »   (STOLL.)

« Décréter l'incurabilité de certaines maladies.
c'est sanctionner par une loi la négligence et
l'incurie. »   (BACON.)

CINQUIÈME ÉDITION

REVUE ET AUGMENTÉE

PARIS

ADRIEN DELAHAYE, LIBRAIRE-ÉDITEUR

PLACE DE L'ÉCOLE-DE-MÉDECINE

1865

AVANT-PROPOS

La médecine fait peu de progrès aujourd'hui parce qu'on craint de paraître ridicule ou prétentieux en reprenant l'étude de maladies décrites avec soin par des hommes d'un grand talent. On oublie trop que ces auteurs se sont attachés spécialement aux idées dogmatiques, et qu'ils ont fait peu d'efforts pour obtenir la guérison d'entités morbides qu'ils regardaient d'avance comme incurables. C'est ce prétexte tyrannique qui arrête encore, de nos jours, la masse des médecins; ils trouvent qu'il est plus commode de s'abriter derrière des

opinions toutes faites et d'envelopper leur indifférence dans le vieux manteau des traditions, que
de se mettre en opposition avec les princes de la
science.

Ils croient se donner un brevet de capacité en
niant une découverte médicale qu'ils n'ont pas ex-
périmentée, et ils sont heureux de se renfermer
dans le cercle restreint de formules apprises par
cœur.

Après Laennec et Louis, on me trouvera donc
bien osé de parler de la *phthisie pulmonaire*, et de
lutter contre le préjugé, mais je n'hésite pas à
prendre la responsabilité de ma conviction.

Mon traitement des tubercules et de la bronchite
chronique est rationnel ; ce qui m'encourage à le
publier, ce sont les résultats obtenus.

Dans les cas désespérés, on a tort de subir les
influences systématiques ; l'intelligence devrait
toujours passer avant la mémoire, et je crois qu'il
est honnête de repousser la thérapeutique consacrée, lorsqu'on a la certitude qu'elle doit être im-
puissante.

Si les praticiens pouvaient abandonner quelquefois la routine, qu'ils décorent du nom de *saine pratique*, s'ils cessaient d'accepter les idées du maître comme dernière limite du possible et du vrai, avant peu de temps nous n'aurions plus d'affections dites *incurables*.

———

Je remercie cordialement les médecins français et étrangers qui ont fait un accueil bienveillant à cette brochure et à mon traitement de la phthisie pulmonaire.

Leurs lettres de félicitation et les articles élogieux qui ont paru dans les revues médicales et scientifiques me dédommagent de l'*invidia medica*, ce fléau de l'humanité, et me prouvent qu'une pensée généreuse trouve toujours de hauts protecteurs.

———

TABLE DES MATIÈRES

GUÉRISON

DE LA

PHTHISIE PULMONAIRE

―――――

La phthisie pulmonaire est une maladie caractérisée par la présence de tubercules dans le poumon.

Le ramollissement des tubercules détermine les
cavernes et la mort.

L'induration des tubercules et la cicatrisation des
cavernes constituent la guérison de la phthisie.

Ces données étant admises — parce qu'elles sont
vraies et irréfutables — on comprendra facilement
que le seul moyen d'enrayer, et même de guérir la
phthisie pulmonaire, n'est pas, comme on le fait
depuis trop longtemps, de solliciter la fonte de la
matière tuberculeuse dans le but d'obtenir la cicatrisation des excavations pulmonaires, mais bien de le

prévenir ou de l'arrêter, de la modifier de telle sorte qu'elle devienne à l'abri de toute désorganisation.

Après avoir médité mûrement cette proposition, j'ai fait des études théoriques et des recherches cliniques qui me permettent d'affirmer qu'on peut solidifier les tubercules, faciliter la cicatrisation des cavernes et, par conséquent, obtenir la curation de la phthisie pulmonaire.

Les travaux sur la phthisie sont très-nombreux; mais, il faut en convenir, beaucoup de faits importants sont présentés sans interprétation à l'appui, et si l'on cherche une théorie et une thérapeutique rationnelles, on reconnaît que ces deux inductions n'existent nulle part. — Serai-je plus heureux que mes devanciers? L'avenir se chargera de répondre; pour le présent, je prends la liberté d'exposer mes idées. Elles n'ont pour parrains que ma conviction et les succès obtenus au lit des malades.

I

ÉTUDE DU TUBERCULE

Induration des tubercules. — Tous les auteurs admettent la transformatiou spontanée de la matière tuberculeuse en substance crétacée, calcaire et dans quelques cas, rares il est vrai, en véritable *tissu osseux*. Ces masses crétacées, qu'on rencontre dans les ~~ioumons~~ poumons, sont connues depuis longtemps : on en trouve des exemples dans Galien et Paul d'Égine ; Bonnet et Schneck en ont cité un grand nombre ; mais c'est dans ces derniers temps que ces productions morbides ont été étudiées avec le plus de soin. Bayle, Laennec, MM. Andral, Ernest Boudet et sur tout Rogée, se sont occupés spécialement de cette question. Sur 100 cadavres de vieilles femmes autopsiées sans aucun choix par Rogée (1) à l'hospice de la Salpêtrière, ce regrettable observateur en a trouvé 51 chez lesquels cette transformation avait eu lieu. Ces 51 femmes avaient été phthisiques, et, chez toutes, la maladie s'étant terminée heureusement par l'induration des tubercules pulmonaires, leur mort résultait de la vieillesse ou d'affections n'ayant aucun rapport avec la phthisie.

Rogée établit d'abord que la concrétion calcaire et la concrétion crétacée ne sont qu'une seule et même altération, mais à des degrés divers de solidification. Elles coexistent fréquemment dans un même poumon, et il n'est pas rare de trouver, dans ces cas, des indurations crétacées qui contiennent dans leur centre des fragments irréguliers et plus ou moins volumineux de matière calcaire, laquelle est beaucoup plus dure que la matière crétacée. D'autre part, on observe quelquefois, au milieu d'un tubercule bien caractérisé, soit un point crétacé seul, soit une petite masse calcaire au centre, et crétacée autour de ce point central. Ces deux exemples, et surtout le dernier, font voir le passage de l'un à l'autre de ces trois états : *tubercule, concrétion crétacée, concrétion calcaire.*

(1) *Archiv. génér. de méd.*, 3ᵉ sér., t. V, juin 1839.

Pour Laennec, Louis, et pour tous ceux qui ont étudié cette question, les concrétions représentent une affection tuberculeuse *guérie*, et sont le produit d'un effort de la nature, qui, cherchant à cicatriser les excavations pulmonaires, a déposé avec trop d'exubérance le phosphate de chaux nécessaire à la transformation des cartilages accidentels, dont les fistules et les cicatrices pulmonaires sont le plus souvent formées.

M. Natalis Guillot nous a appris qu'à Bicêtre, les quatre cinquièmes au moins des vieillards dont il examinait les poumons après la mort, offraient des traces incontestables d'une affection tuberculeuse très-ancienne ; enfin, sur 160 femmes ouvertes par M. Beau à la Salpêtrière, 157 présentaient des cicatrices de cavernes au sommet de l'un ou de l'autre poumon.

La guérison de la phthisie peut donc s'effectuer à toutes les périodes. M'appuyant sur ces faits authentiques, il m'a semblé plus logique d'imiter la nature ou de lui venir en aide que de répéter sentencieusement « les phthisiques sont incurables » . J'ai cherché à favoriser et même à provoquer l'induration de la matière tuberculeuse et la cicatrisation des cavernes. Je crois avoir résolu le problème que je m'étais posé ; pour cela j'ai étudié le tubercule sous toutes ses faces. J'ai cherché à connaître son anatomie

pathologique, sa texture microscopique, sa composition chimique, sa nature, on siége, son étiologie,
et enfin les moyens propres à le solidifier, pour le
rendre inerte et complétement inoffensif. Ce travail
est un résumé succinct de mes recherches.

ANATOMIE PATHOLOGIQUE DES TUBERCULES.— D'après
les auteurs modernes, le tubercule dans son premier
degré se présente sous forme de petits corps grisâtres demi-transparents, presque diaphanes et d'une
consistance assez grande. Ils sont plus ou moins
ronds, homogènes, et d'une grosseur qui varie depuis
celle d'un grain de millet jusqu'à celle d'une graine
de chènevis. Ces tubercules naissants sont désignés
sous les noms de *tubercules miliaires* par Laennec,
et de *granulations grises* par M. Louis. Parfois leur
volume est tellement ténu, que les granulations sont
presque microscopiques. Lorsque les granulations
ont acquis un certain volume, comme celui d'un noyau
de cerise et même d'une amande, ces corps, en se
réunissant à d'autres tubercules voisins, forment avec
ces derniers des masses plus ou moins volumineuses,
homogènes, blanchâtres ou jaunâtres, d'un aspect
mat, friable, se laissant écraser sous le doigt, comme
du fromage : cet état caractérise le *tubercule cru*.

Au lieu d'être sous forme de granulation, la matière grise dont nous venons de parler, existe quel-

quefois en masses irrégulières, au milieu desquelles se montrent des points miliaires ou tout à fait tuberculeux : c'est l'*infiltration tuberculeuse grise* de Laennec, dont nous rapprocherons l'infiltration dite *gélatiniforme* ; dans tous les cas, ces infiltrations se concrètent et passent à l'état de *matière jaune crue*. Le fait constant, c'est que la matière grise demi-transparente précède toujours la formation de la substance tuberculeuse jaune et opaque, et qu'elle en est le premier degré. Ce point d'anatomie pathologique a été établi d'une manière péremptoire par les recherches microscopiques des docteurs Schrœder Van der Kolk (1), Carswell (2) et Guillot (3).

TEXTURE MICROSCOPIQUE DU TUBERCULE. — Si l'on soumet au microscope le tubercule tout à fait commençant, dit M. Rochoux (4), on le voit présenter la forme d'une production arrondie, globuleuse, mal circonscrite, ayant de 15 à 20 millimètres de diamètre, noyée en quelque sorte au milieu du tissu pulmonaire, *constamment sain*, qui l'entoure. A cet état on ne peut l'en isoler, l'en extraire, sans enlever, en les rompant, de nouveaux filaments, débris de

---

(1) *Observ. anat. path. et pract. argum.* Amsterdam, 1826.
(2) *Cyclopæd. pract. med.* London.
(3) *L'Expérience*, 1838, n° 35.
(4) *Arch. génér. de méd.*, décembre 1843.

tissu pulmonaire, de vaisseaux et de nerfs qui forment autour d'elle une sorte de *tomentum*, de duvet. Sa couleur, qui, plus tard, deviendra d'un blanc mat grisâtre, est alors celle de la *gélatine*, ayant une teinte ou un reflet rosé, d'autant plus prononcé que le tubercule est plus petit. Si, après l'avoir coupé en deux, on se contente d'examiner la surface de la section avec un grossissement de 40 à 50 diamètres, le tissu morbide paraît homogène comme de la gelée ou de la gomme près de se durcir. Mais sous un grossissement de 500 à 600 diamètres, il offre un tout autre aspect : on reconnaît alors qu'il est formé par l'entre-croisement de filaments presque aussi fins que ceux du tissu cellulaire, et ne contenant aucun liquide apparent dans leurs interstices : leur mode de texture est assez régulier et rappelle, à un certain point, celui du cristallin. La coupe de la tumeur offre une couleur orange très-pâle, ayant un reflet comme métallique.

M. Lebert (1) a fait des observations sur le tubercule jaune et friable, et de ses recherches microscopiques il a tiré les conclusions suivantes : il existe des différences tranchées entre les corpuscules du tubercule et ceux du pus. Ces derniers sont plus grands, régulièrement sphériques, contenant de un

---

(1) *L'Expérience*, mars 1844.

à trois noyaux et offrant une surface grenue, comme framboisée ; ils sont ordinairement libres et isolés, tandis que ceux du tubercule, surtout à l'état cru, sont étroitement unis ensemble. Les globules du cancer sont de deux à quatre fois plus grands et renferment un noyau dans lequel on trouve souvent de un à trois nucléoles.

COMPOSITION CHIMIQUE DES TUBERCULES. — Sur 6 grammes de tubercule commençant, M. Hecht (de Strasbourg) (1) a trouvé les résultats suivants :

	grammes.
Albumine	1,4
Gélatine	1,2
Fibrine	1,8
Eau ou perte	1,6

L'analyse du tubercule à l'état cru, faite par Thenard, est le plus généralement adoptée. Voici cette analyse :

Matière animale (Gélatine)	98,00
Phosphate de chaux	
Carbonate de chaux	1,85
Hydrochlorate de soude	0,15

Frappé de l'analogie qui existe entre la composition des tubercules et celle des os, j'ai cherché le

(1) Dans Lobstein, *Traité d'anat. pathol.*, t. I.

rapport qui pouvait exister entre ces productions morbides et des organes normalement constitués.

Les os, avant leur passage à l'état cartilagineux, renferment les mêmes éléments que les tubercules à l'état naissant. Ils sont composés, comme ces derniers, d'albumine, de gélatine et de fibrine; plus tard, lorsqu'ils sont durs, ils contiennent les mêmes principes que les tubercules à l'état cru.

Voici l'analyse des os donnée par Berzelius, modifiée d'après celles de Fourcroy, Vauquelin et Hildebrandt :

Matière animale (gélatine).........	32,17
Matière animale insoluble.	1,13
Phosphate de chaux.............	51,40
Carbonate de chaux.............	11,30
Hydrochlorate de soude..	1,29

Les os et les tubercules ont donc la même composition ; seulement, dans les os, la partie organisée est moins abondante que la partie inorganique, tandis que dans les tubercules, la matière animale l'emporte sur la portion salino-calcaire ; dans les tubercules et dans les os, les molécules gélatineuses ont, avec le temps, de la tendance à céder la place aux molécules calcaires, et l'on sait que dans les tubercules arrivés à l'état de crétation, la matière animale est à la substance dure comme 4 est à 96.

Les tubercules passent par trois états différents ; les os se comportent absolument de la même manière. Trois phases successives caractérisent l'ostéogénie ; les os sont d'abord mous et gélatiniformes ; leur consistance augmente graduellement, ils deviennent cartilagineux, et ce dernier état précède l'ossification proprement dite. Au début, les tubercules sont gélatineux, puis ils passent à l'état cru ; enfin ils ont de la tendance à revêtir la forme dure, calcaire.

Dans les tubercules, le dépôt de matière dure a lieu du centre à la circonférence ; dans les os courts, l'ossification procède également du milieu à la périphérie (Bichat, Cruveilhier).

La carie est aux os ce que le ramollissement est aux tubercules. Dans les tubercules, le ramollissement commence par le centre ; dans les os courts, la carie débute aussi par le centre.

Ce parallèle entre les tubercules et les os pourrait faire croire, à la première inspection, que le tubercule n'est qu'une molécule osseuse accidentelle déviée de sa véritable destination, et que le blastème sous-périostal est représenté dans les tubercules par la membrane nourricière ; mais une étude plus approfondie fait voir que ces rapports découlent d'une loi générale que je vais exposer.

Le sang charrie tous les éléments chimiques de

l'organisme; à toutes les époques de la vie, il contient de la *gélatine* et du *phosphate de chaux* dans
des proportions définies.

Dans l'état de santé, ces deux substances sont en
équilibre ; dans l'état de maladie, cet équilibre est
rompu.

Si la gélatine prédomine, nous avons à craindre,
soit une maladie des os (carie, ostéomalacie), soit la
scrofule avec ramollissement du système osseux, soit
surtout la phthisie pulmonaire.

Lorsque les sels calcaires surabondent, ils engendrent une foule d'affections peu connues, telles que
la goutte (1), la gravelle, les calculs, l'ossification des
artères, des valvules du cœur, des bronches, des
glandes pinéale, thyroïde, mésentérique; de l'ovaire,
de la rate, etc.

L'albuminurie, le diabète sucré, et peut-être toutes
les maladies, n'ont d'autre cause que l'élimination
par les urines d'une substance qui se trouvait en
équilibre avec une autre, et pour laquelle elle avait
beaucoup d'affinité dans l'état physiologique.

En parlant des causes de la phthisie, nous verrons
qu'on peut les rattacher toutes au même phénomène,
c'est-à-dire à l'insuffisance des sels calcaires dans le
torrent de la circulation. Dans la bronchite chronique

(1) Ce qui confirme cette nouvelle théorie, c'est qu'on n'a jamais
rencontré la goutte et la phthisie chez la même personne,

et dans la pneumonie, nous savons que l'élimination des sels terreux s'effectue par la sécrétion urinaire. Chez les phthisiques l'urine contient du phosphate de chaux en quantité beaucoup plus considérable que dans l'état physiologique. La gélatine, qui alors se trouve libre en quelque sorte, est rejetée au dehors par les bronches, et constitue les crachats gélatini-formes qu'on remarque dans ces affections. Si, au lieu de passer du sang dans les ramifications bron-chiques, la gélatine est déposée dans le parenchyme pulmonaire, il en résulte soit des granulations grises, soit de vastes *infiltrations gélatiniformes* qui con-stituent le premier acte de la phthisie (1).

NATURE DU TUBERCULE. — La lecture des auteurs nous laisse dans le doute le plus complet sur la nature du tubercule. Les idées théoriques qu'ils émettent peuvent être ingénieuses, mais elles sont toutes faci-lement réfutables. Pour Fourcroy et Baumès, le tubercule est dû à une trop grande abondance d'oxy-gène ; pour A. Cooper et Richerand, il est déterminé par une débilité ou une atonie de la constitution, des vaisseaux et des ganglions lymphatiques. C'est ne rien nous apprendre sur la nature même de l'affec-

(1) D'après les analyses de MM. Becquerel et Rodier, le sang à l'état physiologique renferme 0,354 de phosphates, tandis que dans la phthisie pulmonaire il n'en contient que 0,302.

tion. M. Andral pense que le tubercule est formé par une gouttelette de pus, ou du moins par un liquide qui en a l'apparence ; cette gouttelette, d'abord sans consistance, acquiert ensuite une fermeté plus grande et finit par présenter l'aspect du tubercule. Les expériences de M. Cruveilhier et de Lallemand, pour démontrer que le tubercule est du pus concret, ne sont pas plus concluantes que celles de M. Andral, car le mode d'évolution et le microscope nous donnent une différence radicale entre les globules purulents et les corpuscules tuberculeux. L'opinion de Broussais, qui pensait que les tubercules résultent d'une maladie des vaisseaux blancs, n'est pas soutenable : car, ainsi que le fait très-bien remarquer M. Papavoine, « on a injecté les vaisseaux lymphatiques d'un ganglion tuberculeux comme s'il ne l'eût pas été, et cette expérience paraît démonstrative ».

D'après M. Dalmazzone (1), le tubercule miliaire décrit par•Laennec n'est que le second degré du tubercule ; le premier est constitué par un petit corpuscule rouge ou d'un rouge jaunâtre ayant au plus le volume d'un grain de millet, et tenant au tissu environnant par des *filaments vasculaires*. M. Ch. Baron (2) a fait des observations analogues : il a vu des petits points rouges, d'abord paraissant dus à une

(1) *Bulletin des sciences méd.*, août 1829.
(2) *Arch. génér. de méd.*, t. VI, 1836.

infiltration sanguine, qui étaient envahis ensuite par la granulation gélatiniforme, et il en a conclu que la matière tuberculeuse n'est que *du sang sorti des vaisseaux capillaires*, et subissant plus tard diverses transformations.

Comme on le voit par ce court exposé, on a beaucoup discuté sur la nature des tubercules. Est-ce un produit sécrété par les tissus à la manière des corps étrangers? est-ce un produit accidentel, organisé et ayant une vie propre?

Pour moi, le tubercule est un produit accidentel, formé par l'exhalation vasculo-capillaire d'un plasma, contenant des molécules gélatineuses en excès qui ont, comme dans les autres parties de l'économie, une tendance marquée à s'imprégner de sels phosphatiques.

Le tubercule se développe par épigénèse, et de toutes pièces, au milieu de tissus refoulés, mais non détruits.

Toute compression violente, ou souvent répétée, des capillaires du poumon, peut faire passer dans le parenchyme de cet organe des molécules de gélatine, si cet élément est en excès dans le sang. Les contusions de la poitrine, une toux opiniâtre, des émotions vives et prolongées, l'arrêt brusque du flux cataménial; en un mot, tout ce qui détermine la congestion des vaisseaux pulmonaires, peut occasionner le dépôt de granulations gélatiniformes dans le viscère aérien.

La plupart des anatomo-pathologistes nient l'existence de vaisseaux sanguins dans les tubercules. Pour ma part, je n'en ai jamais rencontré dans les nombreuses injections que j'ai faites ; mais cette absence de vascularité ne détruit pas un fait reconnu par tous les médecins : je veux parler du développement des tubercules (1). Cette évolution, qui a ses phases marquées, et dont l'état crétacé n'est, comme le dit M. Louis, qu'une dernière modification de son développement ; cette évolution, dis-je, ne peut se faire qu'au détriment du sang, qui fournit successivement des couches de matière tuberculeuse à la granulation primitive. A cet effet, des vaisseaux nouveaux viennent former autour des tubercules, et dans les fausses membranes qui tapissent les cavernes, un réseau artériel extrêmement riche, qui appartient en propre à la production nouvelle ; ils sont créés pour sa nutrition, et destinés, d'après M. Louis, à favoriser son développement. Cette opinion avait été mise en avant par M. Baron, lorsque M. Natalis Guillot, en injectant ces vaisseaux, est venu renforcer cette assertion,

_____

(1) Le cristallin n'a pas de vaisseaux propres, et cependant il vit et peut passer à l'état crétacé, comme on l'observe dans certaines cataractes ; le tubercule peut donc s'indurer sans être pourvu de vaisseaux sanguins.

qui a été pleinement démontrée par Valleix (1).
L'existence de ces vaisseaux nourriciers explique donc
la possibilité d'agir sur les tubercules en leur fournissant les éléments nécessaires à leur induration.

SIÉGE DES TUBERCULES. — Les tubercules sont d'autant plus nombreux et plus avancés dans leur développement qu'on se rapproche davantage du sommet
du poumon. Les cavernes les plus vastes et les plus
anciennes se rencontrent toujours dans le lobe supérieur. M. Louis observe avec raison que les grandes
cavernes sont généralement plus voisines du bord
postérieur du poumon que du bord antérieur. Lorsqu'un seul poumon est atteint, c'est plus souvent le
gauche que le droit.

Tous les auteurs admettent les faits que je viens
d'énoncer, mais là se bornent leurs recherches, et
jusqu'ici personne n'a rendu compte des causes de
cette disposition. Je vais essayer d'expliquer la présence des tubercules au sommet et à la partie postérieure de l'organe respiratoire, leur fréquence plus
grande à gauche qu'à droite, et, lorsque les deux
poumons sont atteints, dire pourquoi le droit l'est
plus que le gauche.

Dans l'acte de l'inspiration, l'entrée de l'air dans

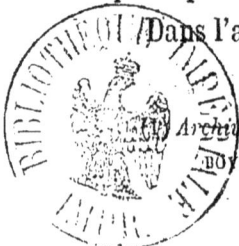

(1) *Archiv. génér. de méd.*, 3e série, février, mars 1841.

BOYER.   2

les bronches est déterminée par l'*agrandissement* de
la poitrine; cet agrandissement est dû au jeu des
pièces osseuses mobiles de la cage thoracique; ces
pièces mobiles sont les côtes et le sternum. La colonne vertébrale, qui est immobile, sert de poin
d'appui aux leviers osseux, et ne participe pas d'une
manière directe à l'agrandissement de la poitrine.
Lorsque l'air pénètre dans les poumons, les côtes, qui
étaient obliquement dirigées d'arrière en avant et de
haut en bas, éprouvent un mouvement d'élévation.
Le centre du mouvement étant à l'articulation costo-
vertébrale, le mouvement d'élévation est très-peu
étendu en arrière, et il devient d'autant plus grand
qu'on s'approche plus près de leurs extrémités anté-
rieures. Il est aisé de se convaincre que le mouvement d'élévation des côtes entraîne une augmentation
dans le diamètre antéro-postérieur de la poitrine,
c'est-à-dire que la distance qui sépare la colonne
vertébrale du sternum est augmentée quand les côtes
sont soulevées. Le diamètre transversal se trouve
agrandi par le mouvement de rotation des côtes
autour d'une corde fictive, qui réunirait l'extrémité
vertébrale et sternale de ces arcs osseux. Le sternum,
auquel les côtes sont fixées en avant, est élevé en
même temps que ces dernières, et, de plus, il est
projeté en avant. Mais ce mouvement de projection
n'est pas le même pour tous les points du sternum.

La partie inférieure de cet os est portée plus en avant que la partie supérieure. Ainsi donc, l'agrandissement de la poitrine est plus sensible à la base qu'au sommet, où il est presque nul. Qu'en résulte-t-il ? C'est que le sommet du poumon est comme emprisonné dans une calotte osseuse, que son expansion est bien moins grande qu'à sa partie moyenne et surtout inférieure, et qu'il est, par conséquent, plus facilement hypérémié que ces autres parties.

Cette disposition anatomique explique très-bien le développement des tubercules au sommet du poumon plutôt qu'à ses régions moyennes et inférieures.

Comme la colonne vertébrale est complétement immobile au sommet du poumon, et que plus on se rapproche de la partie postérieure des premières côtes, moins on constate de mouvement, il s'ensuit que le bord postérieur du poumon se dilatant encore moins que le bord antérieur, les tubercules doivent être plus fréquents en arrière qu'en avant. Si le poumon gauche est pris plus souvent que le poumon droit, je crois qu'il faut attribuer cette disposition morbide à la présence du cœur, qui vient encore ajouter une nouvelle cause d'hémostase à celle que nous venons de signaler.

Enfin, lorsque les deux poumons sont tuberculeux, le droit l'est plus que le gauche, parce que le malade ne pouvant pas rester couché sur le côté du cœur,

mais bien sur le côté opposé, il en résulte que cette
partie de la poitrine est comprimée et que l'expansion
du poumon droit est très-incomplète.

RAMOLLISSEMENT DES TUBERCULES. — Après un temps
indéterminé, si les tubercules ne peuvent pas passer
à l'état crétacé, ils se ramollissent et sont rejetés au
dehors par les bronches. La place qu'ils occupaient
dans le poumon constitue l'excavation connue sous
le nom de *caverne*. Les auteurs ont beaucoup étudié
le phénomène du ramollissement. Pour les uns, Wil-
liam Starck, Baillie, Schrœder Van der Kolk, Carswell,
Laennec, etc., le ramollissement a lieu du centre
des tubercules à la circonférence ; pour les autres,
MM. Lombard (de Genève) et Andral, il s'opère de la
surface au centre.

La cause de ce ramollissement a été interprétée de
différentes manières par Broussais, MM. Lombard,
Carswell, C. Baron. Les explications données par ces
médecins ont toutes été réfutées.

Je pense que le tubercule, qui a une tendance
marquée à revêtir la forme calcaire, doit arriver à la
décomposition, et par conséquent au ramollissement,
lorsqu'il ne reçoit pas les molécules propres à opérer
cette transformation. De même que les os courts,
avons-nous dit, le tubercule commence son mouvement de création par le centre, il n'est donc pas

étonnant de voir le ramollissement, c'est-à-dire la décomposition, débuter par le centre, puisque le dépôt phosphatique qui devait se faire en ce point ne peut pas s'effectuer. On peut apprécier déjà la nécessité de fournir à l'économie les matériaux propres à l'accomplissement de ce travail réparateur, et l'utilité de venir en aide à la nature, qui, de son côté, fait tous ses efforts pour atteindre ce but.

Quant aux cavernes, je signalerai en passant la disposition de la membrane nourricière des tubercules et des vaisseaux sanguins qui l'entourent ; les cavernes présentent presque toujours des parois fermes ; elles sont tapissées par une membrane molle et friable dans les excavations récentes ; dense, grisâtre, et presque semi-cartilagineuse, dans celles qui sont anciennes ; elle a un demi-millimètre d'épaisseur, tantôt plus, tantôt moins, et elle est ordinairement recouverte d'une autre membrane fort molle, jaunâtre ou blanchâtre, rarement continue à elle-même. Les vaisseaux de nouvelle formation se développent dans les anfractuosités, ainsi que dans toutes les éminences de ces cavités, jusque dans les houppes terminales de la membrane interne, et, d'après M. Grisolle (1), remplissent, en les colorant, les colonnes si souvent étendues de l'une à l'autre de leurs parois. Après

(1) *Traité de la phthisie.*

l'évacuation de la matière tuberculeuse, la membrane nourricière des tubercules persiste et devient
sécrétante à la manière du périoste des os, et c'est
alors que la cicatrisation des cavernes s'opère. Cet
autre mode de guérison spontanée de la phthisie
pulmonaire a été constaté par Laennec, Rogée,
M. Andral, etc.

Si j'ai tant insisté sur ces détails d'anatomie pathologique, si j'ai cherché à éclaircir quelques points
obscurs de leur histoire, c'est pour présenter d'une
façon intelligible et rationnelle la corrélation qui
existe entre les faits théoriques et l'application de ma
méthode curative.

II

CAUSES DE LA PHTHISIE

L'étiologie de la phthisie pulmonaire n'est pas encore parfaitement connue. Malgré les travaux sérieux de nos contemporains, les assertions émises sont plus nombreuses que les faits rigoureusement observés. Nous allons indiquer les causes principales qu'on a invoquées pour expliquer le développement des tubercules dans le poumon, et nous verrons qu'elles dérivent toutes d'un excès de gélatine, d'une diminution de phosphate de chaux dans le sang, et d'une hypérémie pulmonaire.

Hérédité. — De toutes les maladies, la phthisie est celle qui se transmet le plus souvent par la voie

de la génération. Les enfants nés de parents phthisiques ne sont pas voués nécessairement à la maladie
de leurs ascendants, mais le plus grand nombre est
emporté tôt ou tard par la tuberculisation. Pour prévenir cette maladie chez les enfants issus de phthisiques, il est essentiel d'employer de bonne heure et
pendant longtemps les moyens prophylactiques que
j'indiquerai plus loin. Il faut les employer non-seulement dans le cas d'hérédité, mais encore dans tous
les cas où le médecin pressent en quelque sorte dans
l'avenir l'apparition des tubercules. M. A. Latour a dit :
« *On est phthisique avant d'avoir des tubercules.* »
Cette pensée est profonde et vraie, puisque l'hérédité
est un vice dans les conditions hygiéniques, morales
ou physiques ; telle maladie antérieure, tel tempérament congénital ou acquis, sont autant de causes pré-
disposantes par l'enchaînement naturel des termes
de la série morbide : hyposthénie organique, lym-
phatisme, anémie, etc.

PRÉDISPOSITION. — La phthisie atteint les hommes
robustes et vigoureux, mais elle est beaucoup plus
commune chez les sujets d'une faible constitution et
chez ceux qui offrent les attributs du tempérament
lymphatique. Ces attributs sont les suivants : blan-
cheur de la peau, élongation du corps, longueur du
cou, aplatissement et dépression de la poitrine, saillie

des omoplates en façon d'ailes, gracilité des membres et du tronc ; irritabilité du système sanguin, vitesse du pouls, rougeur circonscrite des pommettes (ce qui implique toujours une hémostase pulmonaire) ; chaleur au creux des mains après les repas, essoufflement à l'occasion de mouvements précipités.

RAPIDITÉ DE LA CROISSANCE. — On ne saurait imaginer combien un accroissement rapide dispose à la phthisie, surtout lorsque la poitrine ne s'élargit pas en proportion de l'élongation du corps. Tout le phosphate de chaux que l'économie reçoit est employé au développement des os ; la gélatine se trouve alors en excès dans le sang, et son dépôt peut avoir lieu facilement dans le poumon. Si, à cette époque, on fournit aux os les sels calcaires dont ils ont besoin, la gélatine reste en proportion convenable, et l'on arrive à prévenir son dépôt dans le parenchyme pulmonaire, c'est-à-dire la tuberculisation.

GENRE DE VIE. — C'est dans le genre de vie que l'axiome *tel air*, *tel sang*, trouve son application. Les travaux, quels qu'ils soient, qui s'accomplissent dans des lieux renfermés, disposent plus à la phthisie que les occupations en plein air ; il en est de même de la vie luxueuse et déréglée des grandes villes. M. Coste est parvenu à produire à volonté la phthisie chez des chiens et d'autres animaux, en les faisant séjourner longtemps dans des lieux humides, froids et mal éclairés. Ce savant a produit le diabète chez tous les chiens qu'il nourrissait avec du sucre exclusivement. De même, on rend phthisiques tous les animaux auxquels on fait prendre de la gélatine pour toute nourriture : les malheureuses expériences de Darcet corroborent cette assertion et prouvent que ma théorie du tubercule n'est pas une utopie.

DISPOSITION AUX SCROFULES. — La phthisie et la scrofule sont deux maladies qui ont entre elles plusieurs points de ressemblance, aussi le docteur Gola (de Milan) pense-t-il que la phthisie n'est qu'une des modalités nombreuses par lesquelles s'exprime le vice scrofuleux. Dans la première enfance, lorsqu'il n'existe encore que des signes de la scrofule, des engorgements des ganglions lymphatiques, et qu'aucun symptôme n'est apparu du côté de la poitrine, il est déjà temps de prévoir la possibilité de la phthisie, et de lui opposer un traitement soutenu.

BRONCHITE NÉGLIGÉE. — Tous les médecins s'accordent à reconnaître aujourd'hui que la bronchite négligée est la cause la plus fréquente de la phthisie pulmonaire. Stoll n'a pas craint de dire qu'*un rhume négligé est une phthisie commencée.* Hufeland évalue au tiers des phthisiques le nombre de ceux dont la maladie a été occasionnée par une bronchite chronique.

Nous avons dit déjà comment la bronchite chronique pouvait déterminer la phthisie. Nous savons que dans cette maladie la désassimilation des sels terreux a lieu par les urines, tandis que la gélatine est éliminée par le poumon sous forme de crachats, et que les molécules gélatineuses qui, sous l'influence d'une hypérémie, passent des capillaires dans le parenchyme pulmonaire, constituent le tubercule à l'état naissant. La bronchite ne se termine pas toujours par la phthisie, mais la phthisie est toujours précédée de la bronchite.

ALLAITEMENT PROLONGÉ. — La phthisie survient souvent après l'allaitement trop prolongé. En effet, chaque tetée représente, d'après M. Natalis Guillot, de 80 à 200 grammes de lait ; le nourrisson absorbe donc de 1000 à 1500 grammes de ce liquide par jour. Le lait, d'après les analyses de M. Regnault, contenant sur 10000 parties 3697 de sels minéraux dont 2232 de phosphates, c'est-à-dire les deux tiers ; l'enfant retire, par conséquent, de sa nourrice, $3^{gr},50$ de phosphate dans les vingt-quatre heures, ce qui constitue plus de 1 kilogramme au bout de l'année.

Le professeur Cazeaux pense que lorsqu'une nourrice est réglée pendant l'allaitement, le nourrisson peut être affecté de rachitisme *à cause de l'élimination, par le sang menstruel, des phosphates calcaires contenus dans le lait et destinés à compléter l'ossification.* Tout récemment encore, la même opinion a été reproduite à la société obstétricale de Londres ; M. Tibury Fox, s'appuyant sur les analyses de MM. Vernois et Becquerel, a cherché à établir que la persistance de la fonction menstruelle pendant l'allaitement, en diminuant la proportion de sels du lait, a presque toujours pour conséquence le développement du rachitisme (1). M. Dechambre a voulu combattre cette théorie dans la *Gazette hebdomadaire ;* mais son argumentation perd toute sa valeur, puisqu'il reconnaît lui-même qu'il y a 25 *centigrammes de sels dans* 100 *grammes de lait de femme.*

La phthisie s'observe chez les vaches bonnes laitières : elles succombent presque toutes à la tuberculisation des poumons, parce que chez ces animaux, on prolonge la lactation pendant un an et plus, au lieu de six ou sept mois.

Tout ce que je viens de dire sur l'allaitement prolongé prouve, d'une manière bien évidente, que l'insuffisance des sels calcaires dans l'économie peut dé-

_____

(1) Thèse du docteur Plantin.

terminer la phthisie et le rachitisme avec ramollissement des os.

La phthisie succède quelquefois aux affections
pyrétiques : les fièvres intermittentes prolongées, les
fièvres typhoïdes, la rougeole et la variole, etc.

CONTAGION. — Autrefois, les médecins croyaient
à la contagion de la phthisie. Morgagni, qui avait plus
de science que de courage, n'osait pas ouvrir les
cadavres de phthisiques. Aujourd'hui, les médecins
français n'admettent pas la contagion ; en Italie et en
Espagne on a une opinion opposée. Laennec et
M. Andral conseillent, comme mesure de prudence,
aux personnes qui vivent avec les phthisiques, de ne
pas coucher dans la même chambre, surtout à une
époque avancée de la maladie. M. Delamarre (1), qui
cite quelques cas de contagions, conclut que dans les
circonstances ordinaires la phthisie n'est pas con-
tagieuse, mais qu'elle peut le devenir dans certaines
conditions spéciales, et qu'il convient de ne pas
multiplier les points de contact des sujets sains avec
les phthisiques, tout en donnant à ses derniers les
soins assidus que leur état réclame, et sans nuire au
soulagement qu'ils ont le droit d'attendre de ceux
qui les entourent.

Le fait initial et essentiellement pathogénique qui

(1) *Abeille médicale*, 24 janvier 1856.

domine les causes que nous venons de passer en revue, c'est toujours le défaut d'équilibre entre la proportion de la gélatine et des sels terreux qui sont en dissolution dans le sang. En fournissant au liquide nourricier les éléments nécessaires au développement des os, nous avons une presque certitude de prévenir la phthisie. D'autre part, si les granulations gélatineuses sont déjà déposées dans le parenchyme pulmonaire, on peut favoriser leur induration et les rendre complétement inertes à l'aide de mon traitement.

III

SYMPTOMES

———

Nous admettons deux périodes dans la phthisie :
la première comprend la formation et l'évolution des
tubercules ; la seconde, le ramollissement et la déli-
quescence de ces agents morbides. Les symptômes
sont fournis par les voies respiratoires, les voies digestives, la fièvre, l'état des ongles, le liséré gingival,
l'amaigrissement, la rougeur des pommettes, le
psoriasis.

Nous allons les examiner.

Toux. — Dans la phthisie pulmonaire, la toux
est un des symptômes les plus importants. Quelques

malades toussent peu; chez d'autres, après avoir existé pendant quelque temps, la toux cesse complétement, pour réapparaître dans la dernière période. Voici pour l'exception, car, dans la majorité des cas, elle est très-incommode, revient par quintes, détermine de l'étouffement et des vomissements ; elle est surtout pénible pendant la nuit, elle cause des insomnies fatigantes ; d'une manière générale on peut dire que la toux est proportionnée à l'intensité de la maladie.

La sensation particulière qui provoque la toux est reçue dans les poumons et surtout à la surface de la membrane muqueuse qui tapisse le larynx et la trachée ; de là elle est transmise au cerveau. Le siége et l'agent de transmission, c'est le nerf de la huitième paire de Willis (glosso-pharyngien, pneumogastrique, spinal). On est autorisé à le croire lorsqu'on voit qu'il est le seul nerf cérébral qui se distribue au larynx et aux poumons, et que seul, par conséquent, il peut transmettre au cerveau les sensations de ces organes. La preuve devient irréfragable lorsqu'on sait que la section de ces nerfs paralyse cette sensation, et que les animaux qui ont été soumis à cette vivisection ne toussent plus, quoiqu'on irrite leur larynx ou leurs bronches avec des titillations ou des injections de liquide ou de gaz irritants. La toux est donc une sensation cérébrale.

Lorsque la cause a agi, et que la sensation en a été transmise au cerveau, cet organe, ainsi averti du malaise des poumons et du danger que la vie peut courir, réagit sur les muscles expirateurs au moyen des nerfs cérébraux; une contraction brusque est sollicitée, l'air accumulé dans les poumons entraîne, par un courant rapide, tout corps placé dans les tuyaux bronchiques.

Il est rare que la toux soit bornée à une seule secousse; ordinairement il y en a plusieurs, et elles se succèdent jusqu'à ce qu'elles aient entraîné la substance qui la détermine, ou que la sensation morbide qui la provoque se soit amendée. Lorsque la toux se prolonge longtemps, surtout si elle se répète à des intervalles très-rapprochés, les muscles expirateurs tombent souvent dans un état de lassitude extrême, qui ne permet plus au malade de tousser quoiqu'il en ait encore besoin, et souvent alors ils occasionnent des points très-douloureux dans différentes parties du thorax et de l'abdomen.

En outre, l'air étant comprimé à chaque effort de toux, offre une résistance au tissu des poumons, qui se trouve ainsi placé entre deux forces, l'une active et l'autre passive. Cette compression agit aussi sur les vaisseaux renfermés dans le parenchyme pulmonaire; le sang qu'ils contiennent est plus vite exprimé, l'abord du sang veineux est plus difficile, aussi le

voit-on refluer de proche en proche jusque dans les
capillaires de la face, ce qui occasionne cette congestion et cette bouffissure sanguine des parties supé-
rieures. Enfin lorsqu'une toux quinteuse et opiniâtre
empêche le renouvellement de l'air nécessaire à l'hé-
matose, on tousse jusqu'à extinction, c'est-à-dire
qu'on arrive à l'asphyxie et à la syncope. Tel est le
mécanisme de la toux proprement dite ; comme nous
venons de le voir, elle est un phénomène dépendant
de l'influence cérébrale, ce qui explique suffisamment
l'action sédative des opiacés.

EXPECTORATION. — Au début de la phthisie, la toux
est ordinairement sèche ; il survient ensuite une expectoration muqueuse ; les malades croient être
affectés d'un simple rhume et ne se soignent nullement. Dans la seconde période, les crachats éprouvent divers changements : ainsi, de blancs et presque
salivaires qu'ils étaient, ils deviennent verdâtres,
opaques, privés d'air et striés de lignes jaunes qui
leur donnent un aspect panaché ; plus tard, les crachats sont arrondis, nummulaires et homogènes.
Après s'être montrés plus ou moins longtemps d'un
jaune verdâtre, les crachats deviennent d'un gris sale,
sanguinolents, ou sont entourés d'une auréole rosée.
A toutes les périodes c'est le matin qu'ils sont le plus
abondants.

HÉMOPTYSIE. — L'hémoptysie, ou hémorrhagie pulmonaire, a été observée de tout temps dans la phthisie. Jusqu'ici personne n'a pu en indiquer le mécanisme. M. Louis lui-même reconnaît qu'il est impossible de, s'en rendre compte. Nous serons peut-être plus heureux, si nous remontons à la disposition anatomique des vaisseaux pulmonaires et bronchiques relativement aux bronches elles-mêmes.

Dans l'épaisseur du poumon, de même qu'à sa racine, les artères et les veines pulmonaires marchent toujours à côté des tuyaux bronchiques ; la communication des artères avec les veines pulmonaires et avec les divisions des bronches est facile à constater : l'injection la plus grossière, poussée avec une force médiocre, passe avec la plus grande facilité des artères dans les veines pulmonaires et dans les bronches (1); les parties enflammées seules paraissent imperméables ; les injections poussées par les veines pulmonaires ne passent jamais dans les artères, quoique le premier ordre de ces vaisseaux ne renferme pas de valvules; enfin, les injections poussées dans les tuyaux bronchiques ne passent ni dans les artères, ni dans les veines ; les artères et les veines pulmonaires communiquent avec les artères et les veines bronchiques. Cette question a été mise hors de doute

(1) Cruveilhier, *Anatomie*, t. III, p. 478.

par les observations de Haller, Sœmmering, Reis-
seisen et Meckel.

Ces faits admis, nous en déduirons les conclusions
suivantes : nous savons que des vaisseaux nouveaux
se forment autour des tubercules ; la congestion sanguine, en ce point, doit être nécessairement très-
intense ; lorsque les capillaires sont distendus outre
mesure, le sang se livre un passage à travers les
bronches, et son expulsion constitue l'hémoptysie.

Dans tous les cas de pneumorrhagie non trauma-
tique le poumon est congestionné, et la perte de sang
se produit par le même mécanisme que dans la
phthisie. Au début de la pneumonie, les malades
crachent le sang ; mais lorsque l'inflammation des
poumons est intense, l'expectoration cesse d'être
sanguinolente. Ce fait confirme les expériences de
M. Cruveilhier sur les vaisseaux pulmonaires et ma
théorie de l'hémoptysie.

DYSPNÉE. — Chez les phthisiques, la difficulté de
respirer coïncide ordinairement avec l'apparition de
la toux ; elle se traduit par un sentiment d'oppression à la partie moyenne de la poitrine ; quelquefois
la gêne de la respiration se fait sentir plutôt d'un côté
que de l'autre.

DOULEURS DANS LA POITRINE. — La tuberculisation
ne détermine aucune douleur par elle-même ; il faut

les rapporter soit à des pleurésies partielles, soit à des névralgies intercostales, qui ont été parfaitement décrites par Bassereau (1) et par Valleix (2). Ces douleurs se font sentir au niveau des clavicules et au-dessous des omoplates.

APHONIE. — L'aphonie résulte de la destruction des cordes vocales du larynx à la suite d'ulcérations; lorsque ces ulcérations sont superficielles, le malade éprouve de la douleur au niveau du larynx ou le long de la trachée, une sensation de sécheresse à la gorge, et enfin de l'enrouement; la dysphonie est un symptôme très-important et qui est presque constant. M. Czermak (3) est arrivé à fixer par la photographie les images laryngoscopiques; le diagnostic et le traitement des maladies de l'organe de la voix gagneront à cette belle découverte.

FONCTIONS DIGESTIVES. — Au début de la phthisie, l'appétit n'est pas modifié; il diminue avec les progrès de la maladie, et s'anéantit complétement lorsque la fièvre s'allume. Les malades ont un dégoût profond pour la viande. A cette période la muqueuse

(1) *Thèse de Paris,* 1840.
(2) *Traité des névralgies.* Paris, 1841.
(3) *Académie des sciences,* 25 novembre 1861.

gastrique présente des lésions plus ou moins pro-
fondes qui se traduisent par des nausées, des vomissements bilieux, de la pesanteur, de la chaleur et
de la douleur à l'épigastre ; la langue se couvre
d'une exsudation blanchâtre, mince et facile à enlever. Ces symptômes peuvent être plus ou moins mar-
qués ; mais celui qui existe toujours, c'est la diarrhée ;
elle peut apparaître à toutes les époques de la maladie, et sa cause réside dans les lésions du gros intestin.

FIÈVRE. — La fièvre se montre ordinairement dans
la seconde période ; elle simule assez bien une fièvre
intermittente quotidienne, et c'est à ce moment surtout que les sueurs nocturnes apparaissent.

Dès que la fièvre hectique est établie, l'amaigrissement fait des progrès plus ou moins rapides, selon
l'abondance des évacuations. Suivant le tableau tracé
par Arétée avec une effrayante vérité : « Le nez est
effilé ; les pommettes sont saillantes; et leur coloration
tranche sur la pâleur du reste de la face ; les con-
jonctives sont luisantes et d'un léger bleu de perle,
les joues caves, les lèvres rétractées ; le cou paraît
oblique et gêné dans ses mouvements ; les omoplates
sont ailées ; les côtes deviennent saillantes, tandis que
les espaces intercostaux s'enfoncent ; quelquefois la
poitrine semble rétrécie, quelquefois même elle l'est
réellement. Lorsque la marche de la maladie est

lente, le ventre est aplati et rétracté, les articulation;
semblent plus grosses, les *ongles se recourbent.* »

SUEURS NOCTURNES. — Ces sueurs son: tellement
remarquables, qu'on les a considérées de tout temps
comme un des symptômes les plus importants de la
tuberculose ; elles se présentent pendant le sommeil,
le plus souvent le matin, et se manifestent plus particulièrement sur la face, le cou, la poitrine et la paume
des mains ; ces sueurs engendrent une soif plus ou
moins forte et une vitesse considérable du pouls. C'est
surtout à ce moment que l'amaigrissement fait des
progrès rapides ; la face pâlit, ainsi que tout le reste
du corps, et la coloration rouge des pommettes n'a
lieu que pendant les redoublements.

En parlant du traitement de la phthisie, j'indiquerai les moyens qu'on doit opposer aux complications
symptomatiques que nous venons de passer en revue,

ÉTAT DES ONGLES.— Depuis Hippocrate, on a remarqué que les phthisiques avaient les ongles recourbés,
que l'extrémité de la dernière phalange paraissait
gonflée et en forme de massue. Je reconnais avec
M. Vernois que cette disposition des ongles n'appartient pas exclusivement à la phthisie, mais on la rencontre chez tous les poitrinaires ; il faut donc tenir
compte de ce symptôme.

LISÉRÉ GINGIVAL. — Le liséré gingival est un symptôme important et peu connu ; c'est un état particulier des gencives qui a été signalé et vivement recommandé à l'attention des médecins par le docteur Thompson (1). Voici en quoi il consiste. Le bord libre des gencives est plus foncé en couleur que les parties voisines, et a un aspect festonné ; la largeur de ce liséré est variable : ce n'est quelquefois qu'une ligne très-étroite, ailleurs il a plus de 2 lignes de largeur. A mesure que l'affection avance et que ses caractères se prononcent davantage, ce liséré prend une couleur qui rappelle le vermillon ; habituellement il est prononcé autour des incisives, mais on le voit fréquemment aussi au pourtour des molaires. Dans les cas où il est expressément prononcé, il s'accompagne assez souvent d'une hypertrophie des gencives.

On distingue facilement ce liséré de la rougeur des gencives, qui peut être produite par d'autres causes, à l'aide des caractères suivants : dans la gingivite qui se produit sous l'influence du mercure ou de l'iode, la rougeur est beaucoup plus diffuse, ou, si elle est limitée au bord libre des gencives, elle ne se perd pas aussi insensiblement dans la coloration des parties voisines.

Lorsque la rougeur des gencives est due unique-

_____

(1) *Lecture on consumption.*

ment à l'accumulation du tartre, l'aspect irrégulier, comme déchiqueté, du rebord gingival, est un caractère distinctif suffisant.

M. Dutcher, médecin à Énon-Valley (Pensylvanie), a examiné attentivement, depuis huit ans, les gencives de tous les sujets atteints de phthisie pulmonaire qu'il a traités. Sur ces malades, dont le chiffre total est de cinquante-huit, quarante-huit présentaient le liséré en question. Le docteur Dutcher a remarqué qu'il se produisait à une époque moins avancée de la phthisie chez les sujets jeunes que chez les personnes plus âgées. Il précède quelquefois de deux ou trois ans tous les autres symptômes de la phthisie ; mais, le plus souvent, son apparition ne tarde pas à être suivie de l'explosion de la tuberculisation caractérisée. Cinq fois seulement M. Dutcher a vu le liséré se produire à une période avancée de la maladie qui nous occupe.

D'après les observations qu'il a eu occasion de faire, M. Dutcher se croit autorisé à formuler les propositions suivantes :

1° Le liséré gingival de Thompson est un signe infaillible de la diathèse tuberculeuse.

2° Lorsqu'il existe, quelque obscurs que soient tous les autres symptômes, on peut annoncer d'une manière certaine l'apparition prochaine de la phthisie confirmée.

3° Si, dans le traitement des phthisiques, on voit le liséré d'abord existant disparaître sous l'influence de la médication employée, c'est un signe certain d'amélioration, et il est suffisant pour faire porter un diagnostic favorable.

4° Lorsque le liséré, développé d'abord autour des incisives, s'étend graduellement autour des molaires, en dépit du traitement employé, le pronostic est défavorable, et il faut s'attendre à une terminaison rapidement fatale lorsque la coloration du liséré passe du rouge vif au rouge sombre ou pourpre.

5° Lorsque le liséré n'existe pas, on peut espérer, quels que soient les symptômes généraux, que la santé n'a pas reçu une atteinte très-profonde ; que le malade pourra, en employant des remèdes appro‑ priés, recouvrer un état de santé relatif, et que l'on pourra ainsi prévenir ou retarder le développement des tubercules pulmonaires.

A ces considérations, je dois ajouter les suivantes : le liséré est plus fréquent chez les hommes que chez les femmes, et plus marqué à la mâchoire inférieure qu'à la mâchoire supérieure.

AMAIGRISSEMENT. — L'amaigrissement est un signe dont il faut tenir grand compte chez les phthisiques. Chez ces malades, les phénomènes de nutrition éprou‑ vent une perturbation qui ne peut être déterminée par

la présence de quelques tubercules microscopiques
dans le sommet du poumon, on ne peut l'attribuer raisonnablement qu'à la désassimilation de sels calcaires
de l'économie et à leur expulsion du corps par les
urines. On sait en effet que chez les tuberculeux,
même au début, la sécrétion urinaire contient énormément de phosphate de chaux. Je vois des malades
qui mangent beaucoup et qui maigrissent ; chez eux,
évidemment, les sucs alimentaires ne se fixent plus sur
les tissus pour remplacer les molécules usées, et c'est
de ce trouble fonctionnel que résulte l'excès de gélatine dans le sang et son dépôt dans le poumon. Si, sous
l'influence de mon traitement, les malades repren-
nent de l'embonpoint, c'est parce que je fournis au
liquide nourricier le phosphate de chaux nécessaire
à la vie, et que je détruis la cause perturbatrice de la
nutrition à l'aide de la mixture dont nous parlerons
plus loin.

RougEuR DES POMMETTES. — La rougeur des pommettes se montre ordinairement deux ou trois mois
avant qu'on puisse constater la présence de tubercules
dans le poumon, soit par la percussion soit par l'auscultation. Ce symptôme acquiert une très-grande importance chez les personnes nées de parents phthisiques.

Cette coloration anormale de la face est plus mar
quée chez les femmes que chez les hommes, et elle

est très-rare chez les enfants au-dessous de dix ans.

La maladie apparaît rapidement lorsque la coloration des pommettes est vive et bien tranchée.

Si, à la suite de larges inspirations, la rougeur disparaît en totalité ou en partie, c'est que la congestion pulmonaire s'efface et que l'air peut encore pénétrer dans les vésicules respiratoires.

Pendant la marche de la maladie, le pronostic sera défavorable, si à la rougeur succède subitement une pâleur générale de la face, surtout si cette pâleur est d'une teinte mate plombée.

La rougeur des pommettes existe bien rarement chez les personnes douées d'un tempérament bilieux.

Lorsque la rougeur des pommettes ne se présente que d'un seul côté, on peut déjà porter toute son attention sur l'état du poumon correspondant.

Psoriasis. — Aucun auteur n'a encore parlé du psoriasis qu'on rencontre chez un grand nombre de phthisiques. C'est un symptôme que je considère comme très-important, puisqu'il permet au médecin de reconnaître une affection tuberculeuse commençante chez toute personne qui tousse, alors même que tous les autres caractères viendraient à faire défaut.

Le psoriasis des phthisiques se fait remarquer à la face antérieure de la poitrine, aux genoux, mais le plus souvent aux coudes et sur la face dorsale de la main, à l'articulation métacarpo-phalangienne du médius. Dans tous les cas, c'est le psoriasis *discret* (*guttata* de Willan). Pour les malades c'est une dartre. Il est caractérisé par de petites plaques squameuses qui s'annoncent par une élevure solide, rouge, du volume de la tête d'une épingle, et dont le sommet se couvre bientôt d'une petite écaille sèche d'un blanc mat. Ces plaques sont irrégulièrement arrondies, légèrement proéminentes, surtout vers leur centre, et séparées les unes des autres par des intervalles assez considérables. Lorsqu'on détache les écailles qui recouvrent les plaques, le derme paraît rouge et irrité, et lorsque les squames sont enlevées par des bains, des lotions ou des onctions, le psoriasis apparaît sous la forme de taches arrondies, de deux à quatre lignes de diamètre, d'un rouge brunâtre et légèrement proéminentes.

La solidarité qui existe entre la peau et le poumon implique la nécessité de respecter le psoriasis, dans la crainte d'activer l'affection pulmonaire. Ainsi donc, toute personne qui tousse et qui est affectée de psoriasis, soit aux genoux, soit aux coudes, doit bien se garder d'en poursuivre la guérison.

- Le psoriasis n'est pas dangereux, et sa disparition augmente toujours l'affection de poitrine.

Je ferai la même observation au sujet des fistules à l'anus et des leucorrhées, qu'on rencontre si souvent chez les phthisiques. Lorsqu'on a l'imprudence de guérir ces maladies, on ne tarde pas à voir survenir des accidents qui jusque-là avaient été retardés, par ces écoulements, qui constituent une sorte de dérivation des mouvements fluxionnaires du poumon.

Chez les jeunes filles atteintes de pâles couleurs et qui s'enrhument facilement, il faut bien se garder d'employer les ferrugineux. M. Trousseau reconnaît lui-même, avec une franchise qui est d'un haut enseignement, qu'il a souvent hâté la fonte tuberculeuse et la mort, en donnant du fer à des personnes chloro-anémiques qui toussaient.

Tout le monde sait que des jeunes filles atteintes de chlorose mangent avec avidité de la craie, du plâtre, de la cendre, etc. Les auteurs déclarent avec beaucoup de naïveté que c'est, chez ces malades, une perversion du goût, seulement ils ne se donnent pas la peine d'en rechercher la cause; ils pensent que c'est bien assez d'avoir donné le nom de *Pica* à ce trouble fonctionnel. Cette cause est cependant bien simple : Dans la chloro-anémie, les globules du sang et les sels calcaires diminuant sans cesse, la réparation moléculaire s'effectue d'une manière incomplète; les sels de chaux de l'économie deviennent insuffisants, la gélatine prédomine, et alors l'instinct de conservation pousse ces malades à s'assimiler les sels terreux, qui se trouvent dans la craie, le plâtre, la

cendre, etc., pour réparer les pertes subies par tous
leurs tissus.

Les jeunes personnes atteintes de chloro-anémie
ont une grande tendance à devenir phthisiques, surtout si les ferrugineux sont administrés sans précau-
tion ; on comprendra donc la nécessité d'employer
mon traitement prophylactique de la tuberculisation
pour combattre les pâles couleurs, lorsqu'on saura
que cette médication ne présente aucun danger et
qu'elle a pour effet de fournir au sang les principes
réparateurs qui lui manquent.

IV

DIAGNOSTIC

———

Dans la dernière période de la phthisie, le diagnostic est très-facile; dans la première période, la difficulté est d'autant plus grande, qu'on se rapproche davantage du début de la maladie. A ce degré de la phthisie, il faut analyser avec soin tous les symptômes, les grouper, étudier leur mode de succession, et s'attacher même à ceux qui paraissent les moins significatifs. Il est très-important de diagnostiquer la maladie dès son début, puisque, sous l'influence de mon traitement, j'ai la certitude d'en obtenir la curation.

Lorsqu'un sujet éprouve depuis quelques semaines une toux sèche, ou qui, lorsqu'elle est humide, provoque l'expulsion de crachats clairs, mousseux et blancs; si , en même temps, il a des sueurs nocturnes et un peu de gêne de la respiration ; si enfin il a un peu maigri, bien que l'appétit soit conservé et qu'il n'existe ni fièvre ni diarrhée, on doit craindre la phthisie. Ces symptômes peuvent exister pendant un temps plus ou moins long, puis disparaître complétement. Les symptômes précédents étant donnés, si l'on a recours à l'auscultation et à la percussion de la poitrine , on trouve , sous l'une ou l'autre clavicule ou à la région sus-scapulaire, soit une faiblesse, soit une altération quelconque du bruit respiratoire ; si le même point percuté produit un son, même légèrement diminué , on doit croire à l'existence de la phthisie.

L'auscultation de la voix peut être aussi d'un grand secours : si son retentissement est plus prononcé d'un côté que de l'autre, le diagnostic s'élève à un haut degré de certitude. L'hémoptysie survenant dans de pareilles conditions, il n'est pas permis d'élever un doute sur la présence des tubercules dans le poumon. Lorsque l'hémoptysie arrive au milieu des apparences de la santé et qu'on ne peut la rattacher à aucune maladie, elle est un signe très-important. car sur plus de 2400 tuberculeux, M. Louis ne l'a vue manquer qu'une seule fois.

BOYER. 4

A une époque un peu plus avancée, lors même que la sonorité de la poitrine n'est pas encore altérée, on peut noter quelques modifications dans le murmure vésiculaire : il peut être plus faible ou plus fort, ou bien c'est l'expiration qui, douce et à peine marquée à l'état physiologique, devient dure, rude, et se prolonge de manière à égaler ou dépasser la durée de l'inspiration elle-même. Cette donnée, qui revient à Jackson (de Boston) (1), a été considérée comme très-importante, surtout lorsqu'elle se produit à gauche sans exister à droite, la bronche droite étant plus volumineuse que la gauche.

En résumé, lorsqu'on trouve une toux sèche, persistante, sans cause appréciable, des crachats clairs, des douleurs sur les côtés de la poitrine ou entre les deux épaules ; s'il y a hémorrhagie pulmonaire, obscurité du son à la région sous-claviculaire, affaiblissement ou altération des bruits respiratoires dans le même point — le reste de la poitrine étant dans l'état normal, — si enfin le liséré gingival, la rougeur des pommettes ou le psoriasis existent, on peut être certain qu'on a affaire à un sujet dont le poumon renferme des tubercules à l'état de crudité.

Dans la seconde période, le diagnostic est très-facile, parce que tous les symptômes sont nettement

(1) *Mémoire de la Société méd. d'observ.*, t. I. Paris.

accusés. Les crachats, l'amaigrissement, la diarrhée, les ongles, fournissent des signes très-importants ; l'auscultation et la percussion donnent des signes positifs : la matité, remplacée quelquefois par une exagération du son pulmonal quand la caverne est superficielle ; le bruit du pot fêlé, le gargouillement, la respiration caverneuse, la pectoriloquie, et, quand l'excavation est considérable , la respiration amphorique et le tintement métallique.

C'est à cette époque qu'on rencontre les ulcérations du larynx et de l'épiglotte ; ces lésions, qui causent la dysphonie, sont dignes d'attention, puisque, à peu d'exceptions près, elles ne se montrent que dans le cours de la phthisie pulmonaire. Pendant la première période, les règles sont moins abondantes chez les jeunes filles et chez les femmes; pendant la dernière période, elles disparaissent complétement, et il est dangereux de vouloir les rappeler, car ce serait ajouter une nouvelle cause de faiblesse à un état permanent de déperdition des forces.

Il faut noter aussi chez tous les phthisiques la sérénité de l'esprit, l'insouciance pour tout ce qui concerne la santé, le refus de croire à la phthisie et la manie de faire des projets d'avenir.

V

TRAITEMENT

« Lorsqu'on entreprend le traitement d'une phthi-
» sie pulmonaire, dit Hufeland (1), il ne faut pas,
» comme font la plupart des médecins, se laisser do-
» miner par l'idée que la guérison présente peu de
» chances, car un pareil doute brise le courage, pa-
» ralyse les ressources de l'esprit, et éteint jusqu'au
» désir de rien entreprendre. On doit, au contraire,
» se persuader que *toute phthisie, même la puru-*
» *lente, est curable.* Ainsi, ne perdons jamais ni l'es-

(1) *Manuel de méd. prat.,* p. 800.

» pérance ni le courage, et faisons tout ce qui
» dépend de nous pour atteindre le but. »

Ces conseils partis d'un noble cœur, et la douleur
qu'on éprouve à voir mourir des malades qui vous
supplient vainement de les sauver, ont fait naître en
moi la volonté de guérir la phthisie pulmonaire. Depuis dix ans je poursuis mon œuvre, et les succès que
j'ai obtenus me font une obligation de persévérer
dans la voie que je me suis tracée.

Je n'ai pas la prétention de guérir tous les phthisiques qui suivront mon traitement, mais je suis
convaincu, par l'expérience, que j'en guérirai ou
soulagerai un plus grand nombre que par les moyens
employés jusqu'à ce jour.

Lorsque la maladie est arrivée à sa dernière période, alors que l'absorption des substances médica-
menteuses ou nutritives ne peut plus s'effectuer, il
est bien évident que mon traitement sera impuissant.
A la première période, je réussis presque toujours.

Pour bien saisir la portée théorique de ma méthode curative et prophylactique, je crois qu'il est in-
dispensable de rappeler les traitements qui ont été
préconisés jusqu'à ce jour. Le simple examen prou-
vera qu'ils ne reposent sur aucune donnée intelli-
gente de la maladie qui nous occupe, et qu'ils sont
presque tous des remèdes empiriques, irrationnels et
même dangereux.

Les saignées, les sangsues, employées par Broussais, et dont on a tant abusé, hâtent la marche de l'affection. Il en est de même des vésicatoires, des cautères, des sétons, des moxas et des purgatifs.

Le chlore en fumigation excite la toux , provoque les hémoptysies et allume la fièvre.

L'expérience n'a reconnu aucune utilité au sous-carbonate de potasse proposé par M. Pascal (de Strasbourg), ni au sel ammoniac donné par le docteur Cless (de Stuttgard), ni à la digitale, ni à l'acide cyanhydrique, ni à la compression de la poitrine. Le protoiodure de fer, préconisé par E. Dupasquier (de Lyon), n'a été reconnu par M. Louis d'aucune espèce d'utilité ; on n'a jamais obtenu de guérison avec l'émétique à faible dose prôné par M. Bricheteau, ni avec l'iode, ni avec les iodures, qui sont très-efficaces dans la scrofule, ni avec l'arsenic, qui réussit si bien dans les romans.

Avicenne conseillait le sucre comme palliatif de la phthisie. Un médecin américain, le docteur Calwright (1), prétend avoir guéri des phthisiques avec la même substance : il envoie ses malades passer plusieurs heures par jour dans une fabrique de sucre. Il dit que les vapeurs sucrées qui en émanent produisent presque instantanément l'enrayement de la

_____

(1) *Revue de thérap.*, avril 1853.

phthisie. Si ce moyen n'est pas efficace, il a au moins le mérite d'être facile et agréable.

M. Beau (1), n'ayant pas rencontré de phthisiques chez les ouvriers qui manient le plomb, a conçu l'idée de combattre la diathèse tuberculeuse par l'empoisonnement saturnin. M. Beau fait administrer des pilules contenant 10 centigrammes de céruse, et, par une augmentation rapide, il est arrivé à en donner huit par jour. On en suspend l'usage ou l'on en diminue la dose aussitôt qu'il se manifeste de l'arthralgie, ou à l'apparition du liséré, de l'analgésie, et du teint ictéroïde, qui caractérisent le premier degré de l'empoisonnement par le plomb. Ce traitement est dangereux, et n'a jamais amené de guérison. Hufeland l'avait déjà appliqué sans profit.

L'Académie de médecine de Turin a couronné un mémoire du docteur Parola, qui regarde le seigle ergoté comme l'agent le plus actif dans le traitement de la phthisie. M. Parola administre l'ergot de seigle en poudre, à la dose de 2 grammes par jour, en ayant soin de suspendre le médicament pendant quarante-huit heures, après chaque période de quatre ou cinq jours de son administration.

L'ergot de seigle peut être utile dans l'hémoptysie, il peut encore agir dans la phthisie en diminuant les

____

(1) *Union médicale*, juin 1859.

battements du cœur, en prévenant la congestion pulmonaire, mais de là à la guérison il y a bien loin.

Je citerai pour mémoire l'huile de naphte, employée en Angleterre par le docteur Hastings et Wilson ; le caoutchouc par M. Haller, de Presbourg (une circonstance qui ferait croire au peu d'efficacité de ce moyen, c'est que le caoutchouc n'est nullement absorbé) ; l'oxygène naissant, la vapeur de charbon, l'aconit, les semences de *Phellandrium aquaticum*, le chlorure de sodium proposé par M. Amédée Latour ; le goudron, la ciguë, la conicine, etc., etc.

Les moyens les plus répandus aujourd'hui sont l'huile de foie de morue, l'iode, les escargots et les eaux minérales naturelles.

HUILE DE FOIE DE MORUE. — Depuis 1845, l'emploi de l'huile de foie de morue est devenu une sorte de banalité ; mais ce médicament doit perdre une grande partie de la confiance qu'on lui accorde, si l'on songe aux fraudes dont il est l'objet et au dégoût qu'il occasionne.

Et d'abord l'huile noire pure qui vient de Terre-Neuve est rare, difficile à se procurer et fort peu usitée en médecine à cause de son aspect repoussant.

Les huiles brunes sont les plus employées et consistent le plus souvent dans des mélanges d'huile de foie de morue, de marsouin, de cachalot, de baleine ou de phoques, parce les pêcheurs s'occupent bien moins de produire des huiles pures, que d'en produire beaucoup. A Terre-Neuve, on obtient l'huile de foie de morue en exposant aux rayons du soleil des foies d'une quantité de poissons entassés dans des cuves, et en les soumettant à la presse à mesure qu'ils se putréfient. Quant aux huiles blondes, jaunes, dorées, blanches, elles s'obtiennent habituellement dans l'industrie en coupant les huiles brunes avec des huiles d'œillette, de sésame et d'arachide, et cela dans des proportions qui vont jusqu'à 55 sur 100; on a même vendu à Paris une soi-disant huile de foie de morue qui consistait en une solution de colophane dans une huile végétale.

D'après les analyses faites par MM. Girardin, doyen de la faculté des sciences de Lille, Delatre et Rigel, analyses approuvées par l'Académie impériale de médecine, le 3 mai 1859, l'huile de foie de morue de Terre-Neuve contient sur 1000 parties :

Phosphore..................... 0,006
Acide phosphorique............. 0,095
Iode.......................... 0,013

Sous l'influence de la putréfaction et de la chaleur l'iode s'échappe en totalité ou en partie, de telle sorte que plusieurs chimistes n'en ayant pu trouver, ont cru pouvoir en nier l'existence.

IODE. — L'iode porté dans les ramifications bronchiques par de fortes aspirations, est, d'après M. Danger (1), de tous les corps connus celui qui présente
les conditions les plus favorables au traitement de la
phthisie. Dans son travail, M. Danger s'efforce de
prouver que la propriété déshydrogénante de l'iode
décompose les matières organiques avec lesquelles il
est en contact.

M. Piorry (2) recommandait aussi il y a douze ans
les inspirations d'iode et l'iodure de potassium à
l'intérieur. Je sais que ce praticien célèbre est bien
revenu aujourd'hui de ses premières impressions.

J'ai employé très-souvent l'iode et l'iodure de potassium, et toujours sans succès. Dans quelques cas
la phthisie semblait enrayée : ainsi la toux, la fièvre
et les sueurs disparaissaient, mais, hélas ! pour peu
de temps, et lorsque je croyais toucher au but, les
accidents revenaient avec plus d'intensité, la fonte
tuberculeuse était activée, et la mort arrivait plus
rapidement que si les malades n'eussent suivi aucun
traitement.

L'iode favorise la formation des cavernes, et sa
présence dans les excavations, loin de déterminer
leur cicatrisation, active la désorganisation du poumon. Je soutiens donc que l'iode doit être banni du

(1) *Académie de médecine,* 9 août 1853.
(2) *Clinique de la Pitié,* 1853.

traitement de la phthisie, mais qu'on peut l'utiliser
dans les laryngites et dans certaines bronchites : dans
ces affections, la muqueuse pharyngo-bronchique peut
être heureusement modifiée (1).

Des praticiens célèbres, dont je vois souvent des

(1) L'opinion que j'émets sur les dangers de l'iode, dans la phthisie, est partagée par un des médecins les plus compétents de notre
époque. Je cite textuellement la lettre, qu'il m'a fait l'honneur de
m'adresser, après avoir lu ma brochure.

« Très-honoré confrère,

» Je viens de lire avec le plus grand intérêt votre brochure sur le
Traitement de la phthisie pulmonaire. Depuis douze ans je m'occupe
exclusivement de cette question, et vivant sans cesse au milieu des
tuberculeux, j'ai pu me convaincre de toute la vérité des idées que
vous avez publiées. Je partage entièrement votre opinion sur les
dangers de l'iode, qui est préconisé partout aujourd'hui, et sur les
grands avantages des escargots, de l'huile de morue, des toniques
doux et des préparations phosphatées. Je suis très-désireux d'essayer
en grand la poudre que vous recommandez avec conscience. Je suivrai vos indications pour l'administrer, et je serai heureux de vous
faire part des résultats obtenus.

» Je ferai mes observations en toute liberté ; car, nous n'avons
qu'un but, c'est de trouver enfin une médication efficace et rationnelle pour une maladie si fatale qui fait tant de victimes autour de
nous.

» Déjà mes efforts m'ont prouvé qu'on pouvait souvent obtenir des
guérisons presque inespérées, et je suis persuadé que nous arriverons
à effacer de plus en plus ce triste mot d'incurabilité. Pour cela il
faut chercher et tout essayer, modifier, combiner sans aucun parti
pris de sotte exclusion.

» J'ai horreur des gens à idées fixes qui se prononcent pour ou
contre un système sans tout examiner à fond, et nos plus grands

ordonnances, ont sans doute compris les dangers de
l'iode à l'intérieur, puisqu'ils se contentent maintenant de badigeonner la poitrine avec la teinture de
ce métalloïde, et de faire prendre de la térébenthine
dans le but de cicatriser des cavernes.

Il est permis de considérer ces ordonnances comme
de véritables déclarations d'incompétence.

Chez les médecins, l'âge amène l'indifférence;
nos maîtres eux-mêmes ne vont jamais à la découverte; ils préfèrent s'endormir sur leur vieille répu-
tation.

ESCARGOTS. — Après vingt-huit années de pratique,
dont seize passées à l'hôpital de Mataro, le docteur
Joachim Pascal a reconnu que le traitement qui lui
avait fourni les plus heureux résultats était le muci-
lage d'escargots à haute dose. Dans les cas désespérés,
il fait prendre au malade un escargot cru, et il va ainsi
progressivement jusqu'à en faire manger trente en
une seule fois. « Qui n'a pas expérimenté l'usage thérapeutique de ces mollusques, dit ce médecin espa-
gnol, ne peut croire aux effets salutaires qu'ils pro-

maîtres ont le tort de se renfermer souvent dans des formules identiques, connues à l'avance.

» Agréez, très-honoré confrère, l'assurance de ma parfaite considération.

» Dʳ GÉNIEYS,
» Médecin inspecteur d'Amélie-les-Bains. »

duisent dans ces cas graves. » Il a vu les diarrhées colliquatives cesser comme par enchantement, et les symptômes les plus alarmants disparaître avec rapidité. Cette médication a fourni au docteur Pascal des succès qu'il n'a jamais obtenus par les moyens préconisés dans ces derniers temps, tels que les inspirations de vapeurs iodées et chloro-iodées, l'éther hydriodique, les préparations de brome, l'huile de foie de morue, l'iodure d'amidon, etc. ; dans la plupart des cas, il n'a guère eu à se louer de tous ces médicaments.

Eaux minérales. — Les eaux minérales sont utiles dans la bronchite chronique et très-nuisibles dans la phthisie pulmonaire.

Lorsqu'on veut traiter une maladie de poitrine par les eaux minérales, le diagnostic ne devrait pas être porté à la légère, comme cela se pratique généralement, parce que c'est souvent pour le malade une question de vie ou de mort.

La plupart des médecins, après avoir épuisé sans succès leur répertoire thérapeutique, se hâtent d'envoyer leurs malades aux eaux minérales ou à la campagne.

Dans le premier cas, ils mettent leur responsabilité sous le couvert de confrères ordinairement très-indulgents ; dans le second cas, ils préfèrent se débarrasser de leurs clients que de lutter jusqu'à la fin.

Je le répète, les eaux minérales produisent d'excellents résultats dans la bronchite chronique, — nous y reviendrons plus loin ; — mais chez les phthisiques, même chez ceux qui ont des tubercules à l'état latent, elles déterminent des hémoptysies et mettent le feu aux poudres, pour me servir de l'expression du docteur Pierre Bertrand qui pendant plus de 30 ans a été inspecteur aux eaux du Mont-Dore.

Je sais bien que Bordeu, et même d'autres médecins instruits, ont constaté des guérisons de la consomption pulmonaire à l'aide des eaux des Pyrénées ; mais comme ce sont des faits très-rares, je dis qu'il faut être très-réservé dans l'emploi d'un moyen qui peut être dangereux et qu'on doit toujours s'en abstenir si le diagnostic est douteux.

En exposant ma méthode curative, je reviendrai sur l'action thérapeutique de l'huile de foie de morue, des escargots et des eaux minérales, qui jusqu'ici ont été employés empiriquement. Je montrerai leur véritable mode d'action sur les tubercules, et l'on verra que les succès obtenus avec ces divers agents sont une justification complète de ma théorie et de mon traitement de la phthisie par la POUDRE SALINO-CALCAIRE.

Outre la poudre salino-calcaire, j'emploie l'eau cohobée de laurier-cerise, la mixture noire, la poudre contre les sueurs, les pilules antirhéiques et le topique révulsif. Je vais expliquer l'action et le mode d'administration de ces diverses substances.

POUDRE SALINO-CALCAIRE. — La nature est toujours et essentiellement réparatrice ; ce n'est qu'en l'imitant ou en lui venant en aide qu'on peut obtenir la guérison des maladies.

Dans la phthisie, cette loi de réparation se traduit par l'induration des tubercules, ce qui les rend inertes et inoffensifs, et par la cicatrisation des cavernes.

Que doit-on faire lorsqu'on se trouve en présence d'un phthisique ? Doit-on favoriser la fonte des tubercules, hâter la formation des cavernes et la mort ? ou doit-on suivre la voie tracée par la nature, c'est-à-dire chercher à obtenir l'induration de la matière tuberculeuse, en fournissant au sang les matériaux propres à cette transformation ? J'ai adopté sans peine cette dernière idée, et, après de nombreux essais, je suis arrivé à formuler un traitement qui m'a donné des résultats extraordinaires.

Sous le nom de POUDRE SALINO-CALCAIRE, j'ai réuni des substances bien connues en médecine, mais qu'on n'avait pas encore employées dans le traitement de la phthisie. Ces substances, qui sont exactement celles qu'on rencontre dans les *os* et dans les *tubercules*, sont d'une innocuité reconnue, d'une administration très-facile, et c'est à bon droit qu'on peut dire de leur action : *Similia similibus curantur*.

Voici la composition de cette poudre :

Phosphate de chaux.
Carbonate de chaux,
Bicarbonate de soude (1).

(1) Dans les éditions précédentes (complétement épuisées), j'avais donné les doses des substances qui entrent dans la composition de ma poudre. Je crois devoir les supprimer aujourd'hui, pour épargner aux malades et aux médecins les inconvénients qui résultent de préparations insuffisantes et de contrefaçons grossières. Tous les médicaments que j'indique dans cette édition se trouvent à la pharmacie du Château-d'Eau, 72, rue du Château-d'Eau, à Paris, et dans les bonnes pharmacies de France et de l'étranger. Dans tous les cas, il est urgent de n'accepter que les préparations qui porteront l'étiquette de la pharmacie du Château-d'Eau.

Je cite une lettre d'un médecin distingué de Marseille pour montrer à quoi on s'expose en oubliant cette recommandation.

« Monsieur, et honoré confrère,

» Je ne vous dirai rien de la satisfaction que j'ai éprouvée et que m'ont causé vos déductions logiques ; d'autres avant moi, et haut placés dans la science, vous auront déjà par leurs témoignages, dédommagé en partie des efforts que vous avez faits pour arriver à ce but.

» Je vous demanderai seulement quelques explications.

» J'ai déjà appliqué votre traitement à plusieurs phthisiques, j'ai fait préparer votre poudre salino-calcaire d'après la formule que vous donnez dans votre brochure, l'administration de la dose indiquée a provoqué chez deux malades une diarrhée qu'ils n'avaient pas et qui a cessé lorsque j'ai suspendu l'administration du mélange.

» Veuillez, monsieur et honoré confrère, me dire deux mots sur ce fait ; dois-je continuer mes expériences d'après la formule que vous donnez? Dois-je au contraire la modifier? Ou bien encore, l'effet

J'ai confié la préparation de cette poudre et des autres remèdes que j'emploie dans la phthisie et la bronchite, à M. le docteur Servaux, pharmacien à Paris, 72, rue du Château-d'Eau.

Les éléments qui constituent ces divers médicaments sont fabriqués avec le plus grand soin par ce chimiste distingué.

Le phosphate de chaux que j'emploie se dissout rapidement et complétement dans l'eau légèrement acidulée; or, les sucs de l'estomac étant franchement acides, le phosphate peut donc s'y dissoudre et devenir facilement absorbable.

Le mémoire présenté à l'Académie, le 7 avril 1856, par M. A. Milne Edwards, et les recherches expérimentales de M. Gosselin à l'hôpital Cochin, prouvent d'une manière péremptoire que le phosphate de chaux est porté dans le torrent de la circulation, qu'il accélère le travail d'ossification dans les cas de fracture, et que ce sel n'exerce aucune action fâcheuse sur l'économie. Ces messieurs employaient le

qui s'est produit proviendrait-il d'une préparation faite avec des substances qui ne se trouvaient pas à l'état de pureté irréprochable.

» Je vous serai reconnaissant si vous daignez éclairer mes doutes et me fournir l'occasion d'augmenter le nombre de vos observations.

» Agréez, etc.

» Dr MILLOU. »

Cette lettre me dispense de tout commentaire sur l'utilité d'une bonne préparation.

phosphate de chaux provenant de la calcination des os ; ce sel est très-peu soluble , tandis que celui qui entre dans la POUDRE SALINO-CALCAIRE est d'une solubilité très-grande, et par conséquent d'une assimilation très-facile.

Lorsque le phosphate de chaux est en quantité convenable dans le sang, son dépôt ne s'effectue que sur tous les points de l'économie qui n'en renferment pas la quantité normale et jamais sur des organes à l'état sain. C'est ce qui explique la guérison des os ramollis, l'induration des tubercules et enfin l'innocuité de son emploi.

Les faits suivants justifient cette appréciation.

M. Chossat nourrit des pigeons avec des grains choisis un à un, de manière à supprimer les substances minérales de l'alimentation, et il remarque que les os de ces oiseaux deviennent minces et fragiles , tandis que si on leur donne en même temps des sels calcaires, il n'arrive rien de semblable.

Dans un travail très-remarquable sur les phosphates, M. L. Sandras (1) dit : « J'avais entendu parler de guérisons de fractures accélérées par l'administration du phosphate de chaux ; j'en avais moi-même observé, me semblait-il, les bons résultats ; et j'avais surtout été frappé du fait suivant observé à l'hôpital de l'En-

(1) *Abeille médicale*, 21 mars 1864.

fant-Jésus. Un petit garçon du service des scrofuleux
rachitiques était tombé dans un état de faiblesse tel
qu'il ne pouvait plus ni marcher, ni se lever ; un jour,
mon chef de service lui prescrivit (par dérision, je
crois) un peu de poudre de phosphate de chaux, et
au bout de peu de jours l'enfant se tenait debout et
marchait. Nous croyons du reste que, comme ce fait
aurait pu confirmer une opinion qui n'était pas alors
à la mode, il n'en a pas dû être fait mention en haut
lieu. »

En dehors de ces expériences qui me paraissent
irrécusables, il y a des faits qui me semblent prouver
l'efficacité réelle des corps phosphorés dans le traitement des maladies de poitrine. Je sais bien qu'il
est toujours possible de nier des guérisons de phthisie, parce que si l'on prend des malades arrivés à
la dernière période, il n'y a pas de guérison à obtenir, et parce que si l'on prend des malades peu
avancés, il est facile de dire que la maladie n'était
pas bien caractérisée, et qu'après tout la guérison a
pu se produire d'elle-même. Aussi, sans vouloir
prendre parti pour les guérisseurs enthousiastes non
plus que pour leurs adversaires systématiques, sans
vouloir donner gain de cause aux phosphates plutôt
qu'aux hypophosphites, je me permettrai de faire
observer que d'illustres professeurs de l'école de
Paris ont reconnu que lorsque la guérison arrivait,

elle était le résultat d'une cicatrisation produite par
une concrétion phosphatique calcaire, et que, par
conséquent, l'administration des médicaments phosphatiques est on ne peut plus rationnelle.

D'après ce qui précède, il est facile de comprendre
que le phosphate de chaux ingéré est d'abord dissous
par le suc gastrique, et qu'ensuite il est tenu en dissolution dans le sang à l'aide de l'acide carbonique
que ce liquide contient.

Dans la composition de ma poudre nous voyons
figurer le bicarbonate de soude, tandis que dans les
analyses que nous avons données des os et des tubercules, nous trouvons de l'hydrochlorate de soude. Je
vais expliquer ce fait, et prouver qu'en donnant du
bicarbonate de soude, le malade absorbe réellement
de l'hydrochlorate de cet oxyde. Pour M. Lambossy(1),
le bicarbonate de soude mis en contact avec l'acide
hydrochlorique de l'estomac est transformé en hydrochlorate de cette base, et l'économie reçoit alors de
l'hydrochlorate de soude.

Si l'on se demande pourquoi l'huile de foie de
morue, les escargots et les eaux minérales modifient
et guérissent quelquefois la phthisie pulmonaire, il
est bien facile de répondre.

L'huile de foie de morue et toutes les huiles de

(1) *Considérations physico-chimiques relatives à l'absorption des
médicaments minéraux*, thèse, Strasbourg, 22 avril 1836.

poisson doivent leur propriété curative au phosphate
de chaux qu'elles contiennent, et non pas à la petite
quantité d'iode qu'on y rencontre ; car toutes les huiles
végétales plus ou moins iodées ne fournissent aucun
résultat dans le traitement de la phthisie, tandis que
dans la scrofule elles sont des succédanées des huiles
de morue (1).

Quant aux escargots et aux autres coquillages
employés à haute dose, on ne peut raisonnablement
admettre leur action sur la marche des tubercules
qu'à la condition de reconnaître l'influence du phosphate et du carbonate de chaux que ces animaux contiennent en très-grande quantité.

Les eaux minérales tiennent en dissolution des
phosphates et des carbonates calcaires, et si leur
efficacité n'est pas certaine dans la phthisie, c'est que
la proportion de ces sels n'est pas assez considérable,
et que les autres principes qui les caractérisent, pos-
sèdent des propriétés assez excitantes pour détruire
les bénéfices obtenus par l'assimilation des sels terreux.

« Je ne serais même pas étonné, dit M. L. Sandras (2), de voir attribuer bientôt et avec raison au
phosphore l'action curative des eaux minérales que
nous sommes trop heureux, pour l'instant, de pou-

(1) Voir p. 56.
(2) *Loc. cit.*

voir attribuer à des traces d'arsenic presque imagi-
naires.

» Il ne faudrait, pour opérer un pareil changement
d'idées, que le caprice d'un nom illustre, car sous
certains rapports les médecins de France sont comme
les chirurgiens d'Italie dont parle Guy de Chauliac :
« Je m'esbahis d'une chose ; qu'ils se suivent comme
» des grues, car l'un ne dit que ce que l'autre a dit. »

Le traitement que je viens d'indiquer pour obtenir
l'induration des tubercules doit être employé, même
lorsqu'il y a des cavernes dans le poumon. En effet,
les cavernes existent toujours concurremment avec
des tubercules en plus moins grand nombre ; il
faut donc prévenir le ramollissement de ces derniers,
et chercher à obtenir la cicatrisation des excavations
pulmonaires. Si l'on se rappelle que ces excavations
sont tapissées par une membrane sécrétante, qui reçoit
des vaisseaux nombreux, on comprendra facilement
que, sous l'influence de la POUDRE SALINO-CALCAIRE,
cette membrane, qui a déjà de la tendance à revêtir
la forme semi-cartilagineuse, subisse une transformation qui la mette à l'abri de toute désorganisation.
Lorsque cette membrane est ainsi modifiée, les parties
du poumon qui enveloppent la cavité ne peuvent plus
être détruites, et leurs mouvements d'expansion, en
rapprochant les parois des excavations, facilitent
l'oblitération des cavernes.

Mode d'administration de la poudre salino-calcaire et des autres médicaments. — Aux adultes, je
fais prendre deux cuillerées à café de poudre salino-
calcaire par jour : l'une, le matin, et l'autre le soir;
un quart d'heure au moins avant ou après les repas.
Chaque cuillerée à café de poudre est délayée dans
un demi-verre d'eau sucrée, à laquelle on ajoute une
cuillerée à café d'eau cohobée de laurier-cerise. Tous
les quinze jours on augmente d'une cuillerée la dose
de poudre salino-calcaire, sans dépasser six cuillerées
par jour et sans augmenter la dose d'eau cohobée de
laurier-cerise.

Le flacon de poudre suffit pour le traitement d'un
mois. Cette quantité n'a rien d'exagérée, puisque
dans l'état normal chaque digestion demande
6 grammes de sel calcaire pour réparer les pertes
de l'organisme.

Pour prévenir la phthisie chez les enfants issus de
tuberculeux ou dont la croissance est trop rapide, et
chez ceux qui présentent les attributs du vice scrofuleux, chez les femmes qui nourrissent et surtout
chez celles qui ne sont pas robustes, je conseille
une seule cuillerée à café de poudre salino-calcaire en deux fois dans la journée, au moment du
repas.

Ce traitement doit être suivi pendant longtemps,
parce qu'il a pour but non-seulement de prévenir le

dépôt de granulations gélatineuses dans le poumon, mais encore d'arrêter le développement des tubercules dont nous sommes presque tous atteints. D'après les recherches consciencieuses de M. E. Boudet, on sait que sur sept personnes on en rencontre six dont les poumons offrent à l'autopsie des tubercules à l'état latent et en trop petit nombre pour exercer pendant la vie une influence fâcheuse sur la santé générale.

La poudre salino-calcaire est encore indiquée dans toutes les affections où l'huile de foie de morue est administrée : elle est plus active et bien moins désagréable que les huiles de poisson ; elle réussit parfaitement aussi dans les cas de chloro-anémie, dans les convalescences longues, dans la scrofule avec ramolissement des os, dans la carie et dans la gravelle oxalurique.

EAU COHOBÉE DE LAURIER-CERISE. — Cette eau, qui doit se prendre en même temps que la poudre salino-calcaire, a pour effet de calmer la toux et les spasmes nerveux qui fatiguent tant les phthisiques, et de rendre l'administration de la poudre salino-calcaire bien plus agréable en donnant au mélange le goût du sirop d'orgeat. Cette eau diffère essentiellement de l'eau distillée de laurier-cerise qui se trouve dans le commerce.

Mixture noire. — Provoquer l'appétit chez les phthisiques et faciliter l'assimilation des aliments et des remèdes, tel est le problème que je cherchais à résoudre depuis longtemps. Après bien des essais infructueux, je suis arrivé depuis peu à obtenir un résultat satisfaisant en employant une préparation à laquelle j'ai donné le nom de mixture noire à cause de sa couleur. Sous l'influence de cette mixture qui est extraite de la houille, j'ai toujours vu les malades recouvrer l'appétit et l'embonpoint en peu de temps. Cette préparation modifie la nutrition et arrête la désassimilation des sels calcaires qui entrent dans la composition de tous nos liquides et de tous nos tissus.

Cette mixture se prend entre les deux repas, à la dose d'une cuillerée à café, dans un demi-verre d'eau sucrée. C'est l'accompagnement obligé de la poudre salino-calcaire et de l'eau cohobée de laurier-cerise.

Poudre contre les sueurs. J'ai toujours vu les sueurs résister aux moyens ordinaires, qui sont : le sous-acétate de plomb, conseillé par M. Fouquier, l'agaric blanc et le quinquina. La nouvelle poudre que je préconise a pour effet non-seulement de prévenir les sueurs, mais encore de prédisposer au sommeil et de calmer la toux. Elle réussit toujours, et à toutes les périodes.

On en prend un paquet dans un demi-verre d'eau sucrée, au moment le plus rapproché de l'apparition des sueurs.

Je ne puis résister au désir de faire connaître, sur cette poudre, l'appréciation d'un de mes malades qui s'en est servi avec beaucoup de succès.

« Je termine ma bien longue lettre, monsieur le docteur, en vous racontant un fait qui peut-être vous fera plaisir. J'avais donné de votre poudre contre les sueurs à une pauvre phthisique au dernier degré, elle s'en trouva si bien, qu'elle se crut guérie. Le docteur qui la soignait m'a envoyé les parents d'une autre malade qu'il voit pour me demander de cette merveilleuse poudre. J'en ai fait venir de nouveau ainsi que des pilules anti-rhéiques ; j'apprends que la pauvre malade, que je suis allé voir, s'en trouve aussi très-bien.

» GILLOUX, prêtre.

» Chemin de Serres (Carpentras). »

PILULES ANTI-RHÉIQUES. — La diarrhée se présente rarement lorsqu'on fait usage de la poudre salino-calcaire, mais lorsqu'elle persiste, j'emploie avec succès des pilules auxquelles j'ai donné le nom de pilules *anti-rhéiques.* Le malade en prend de trois à six par jour.

Je combats les douleurs thoraciques par les ventouses scarifiées ou par le *topique révulsif,* selon que les douleurs résultent d'une phlegmasie pleurale ou d'une névralgie intercostale.

Le topique révulsif dont je viens de parler est un liquide que je retire de l'acide phénique. Son application doit être faite sur les points douloureux, et tous les huit jours au niveau des clavicules, à l'aide d'un petit pinceau à aquarelle.

Tous les révulsifs connus déterminent une douleur et une gêne souvent intolérables, mon topique produit un très-grand effet sans cependant surexciter la sensibilité des malades. Aussitôt qu'on en a appliqué une couche sur une surface de 3 à 4 centimètres, l'épiderme blanchit, se soulève légèrement et le malade accuse une chaleur analogue à celle qu'on éprouve par le vésicatoire. Cette chaleur persiste pendant dix minutes et quelquefois une demi-heure, puis disparaît complètement. La révulsion continue à s'opérer, une petite croûte se forme, et ne se détache que du huitième au quinzième jour sans laisser de trace. Je recommande aussi aux malades d'en verser dans un vase à large ouverture et de faire des inspirations plusieurs fois par jour.

Ce topique réussit très-bien aussi pour faire disparaître les douleurs rhumatismales.

Pour arrêter les hémoptysies, le traitement le plus efficace, c'est sans contredit, le perchlorure de fer, dont on règle facilement les doses (15 à 30 gouttes par jour, en trois fois dans une cuillerée à bouche d'eau froide).

Lorsqu'il y a douleur de gorge, je conseille un gargarisme au chlorate de potasse (10 grammes pour un demi-litre d'eau). On l'emploie six fois par jour.

Lorsque les quintes de toux sont fréquentes, il est utile de faire usage du sirop pectoral du docteur Servaux (de 2 à 6 cuillerées par jour).

GUÉRISON

DE LA

BRONCHITE CHRONIQUE

> Il périt plus d'hommes du catarrhe que de
> la peste.
>
> (Tissot.)

Bronchite, catarrhe des bronches, catarrhe pulmonaire, sont des expressions équivalentes, qui
toutes indiquent l'inflammation de la membrane muqueuse des bronches.

Comme toutes les autres phlegmasies, la bronchite
est aiguë ou chronique. Sous l'une ou l'autre forme,
une partie ou la totalité des bronches peuvent être le
siége de l'inflammation.

CAUSES. — Parmi les causes occasionnelles de la
bronchite, nous signalerons en première ligne l'im-

pression subite ou prolongée du froid, et surtout du froid humide, lorsque le corps est échauffé. Ce refroidissement, en supprimant les fonctions de la peau, détermine sur la muqueuse bronchique une sécrétion anormale ; par conséquent cette maladie résulte d'un antagonisme ; elle est un reflet, un transport de la fonction cutanée aux poumons.

En seconde ligne, nous indiquerons une constitution délicate, molle et sédentaire, d'où résulte une susceptibilité plus vive aux changements de température. Les personnes qui ont de l'embonpoint et qui, par conséquent, suent facilement, sont très-exposées à contracter cette phlegmasie.

Symptômes. — Dans sa forme la plus simple, la bronchite est désignée par le nom de *rhume*. Cette indisposition succède ordinairement au *coryza*. Ses symptômes sont un peu d'enrouement, une toux peu forte, à peine douloureuse, une expectoration de quelques crachats grisâtres ou spumeux. Il n'y a, en général, ni malaise, ni fièvre ; pourtant l'appétit est un peu diminué ou bien les aliments paraissent moins sapides. L'exposition au froid en est la cause la plus fréquente. Elle disparaît ordinairement au bout de quelques jours ; d'autres fois elle se prolonge pendant un temps plus ou moins long.

Les prodromes de la bronchite sont : lassitudes

spontanées, pesanteur de tête, faiblesse générale, bouffées de chaleur alternant avec des frissons, coryza, douleur à la gorge. Lorsque la maladie est déclarée, ses symptômes sont : une toux fréquente, un sentiment de chaleur et de douleurs diffuse dans la poitrine, une expectoration de crachats muqueux, un mouvement de fièvre plus ou moins intense.

La toux est de tous les symptômes le plus remarquable et le plus incommode (1). Elle se produit ordinairement sous forme de quintes, pendant lesquelles le malade éprouve dans toute la poitrine, surtout derrière le sternum, une sorte de déchirement. En même temps la tête est si douloureuse, qu'il semble au malade que le crâne va s'entr'ouvrir, la face est vultueuse, les yeux sont larmoyants. Les secousses imprimées à l'épigastre y déterminent des douleurs plus vives que celles du thorax ; des nausées et des vomissements ont souvent lieu. Ces quintes sont suivies de l'expectoration d'un mucus clair et écumeux, offrant parfois de légères stries de sang. Elles se montrent à des intervalles inégaux, tantôt sans cause apparente et tantôt sous l'influence du froid, par l'accumulation de mucosités dans les bronches ou par le changement de position. La quinte terminée, le malade éprouve encore pendant quelques

(1) Voir p. 31.

instants des douleurs dans la poitrine, vers les atta-
ches diaphragmatiques et à la tête, la respiration et
le pouls sont accélérés; il éprouve de l'oppression,
de la sueur et une fatigue générale qui s'amendent
peu à peu.

Dans la bronchite, l'oppression n'est bien pro-
noncée que pendant et après les quintes; ce moment
passé, il semble au malade qu'il a un poids derrière
le sternum, et que l'air pénètre difficilement dans
les bronches. Cette sensation est surtout marquée
dans le redoublement du soir ; souvent alors le passage de l'air dans les poumons produit un bruisse-
ment parfaitement appréciable, même à distance.

Au début de la maladie, la toux est sèche, bientôt
elle devient humide, alors elle donne lieu à l'expectoration laborieuse et souvent convulsive d'une matière séreuse, âcre ou salée, et mêlée à une sorte
d'écume blanchâtre. Cette matière, qui devient plus
épaisse et plus abondante de jour en jour, est filante
et visqueuse. A une époque plus avancée de la maladie, l'expectoration diminue de quantité, mais sa
consistance augmente. Quand l'affection est arrivée à
sa dernière période, les crachats sont blancs, jaunes
ou verdâtres; par leur cohérence, ils restent dis-
tincts dans le vase où ils sont rejetés; ils adhèrent à
ses parois ou nagent sur une mucosité plus ou moins
trouble. L'appétit est nul, la langue saburrale, la

bouche pâteuse, la soif peu vive en général ; le pouls est fréquent, la peau chaude et halitueuse, l'urine rare et de couleur foncée, jumenteuse, selon l'expression consacrée, et contient du phosphate de chaux en grande proportion.

Le matin, après une série de quintes, l'expectoration a lieu, les crachats sont très-épais et sans viscosités.

Dans la bronchite chronique très-ancienne, il n'existe ordinairement aucune douleur de poitrine. La respiration est assez libre au repos ; cependant quelques malades éprouvent une dyspnée habituelle, qui augmente par l'exercice et se montre quelquefois sous forme d'accès semblables à ceux qu'on remarque dans l'asthme. Cette gêne de la respiration résulte de l'épaississement de la muqueuse bronchique ou de la dilatation des bronches elles-mêmes.

A ces symptômes nous joindrons ceux qui sont fournis par l'examen de la poitrine. Ils sont généralement négligés par la plupart des médecins, et cependant ils ont, au point de vue du diagnoctic différentiel, une très-grande importance. Lorsqu'on percute la poitrine d'une personne atteinte d'oppression et de toux, et que le son rendu est clair, quoique le phénomène soit négatif, il n'en constitue pas moins un signe essentiel. On sait alors que la bronchite est dénuée de complications et qu'on n'a à redouter ni pneumonie, ni phthisie intercurrentes. Si l'on vient à appliquer l'oreille sur le thorax, avec ou sans sté-thoscope, on perçoit des modifications dans le bruit que produit l'air en traversant les conduits bronchi-ques.

Au début de la maladie, on entend quelquefois un râle sonore, grave, plus rarement un râle sibilant. Lorsque l'exhalation pulmonaire, d'abord supprimée, se rétablit et augmente, le râle prend peu à peu le caractère que Laennec a décrit sous le nom de râle muqueux, et qui semble résulter du déploiement des mucosités par la colonne d'air inspirée et expirée ; il est souvent accompagné de râle sibilant, et quelquefois de ronchus grave.

Le murmure vésiculaire s'entend encore ; mais il offre maintes fois moins d'intensité que dans l'état normal, il est même masqué dans différents points, en vertu de l'occlusion passagère des bronches par les crachats. Mais dès que ceux-ci sont déplacés soit spontanément, soit après des efforts de toux, le bruit respiratoire reparaît.

Lorsque la mort survient dans le cours d'une bronchite aiguë ou chronique, elle résulte toujours de ce que la phlegmasie s'est propagée aux petites ramifications de bronches (bronchite capillaire), ou au parenchyme pulmonaire (pneumonie) ; ou bien encore lorsque les forces ne suffisent plus pour expulser les mucusités, ces dernières s'accumulent dans l'arbre aérien, font obstacle à l'entrée de l'air et déterminent la mort par asphyxie.

A l'ouverture du corps des personnes qui succombent à cette maladie, on trouve la muqueuse bronchique d'un rouge plus ou moins prononcé, disposé par plaques, par points, par zones ou par arborisations ; cette rougeur se montre tantôt dans les grosses bronches, tantôt dans les ramuscules seulement. La membrane muqueuse est souvent épaissie, particulièrement dans les petites divisions ; souvent elle est ramollie et grenue.

DIAGNOSTIC. — Il est quelquefois bien difficile d'établir le diagnostic de la bronchite chronique. La durée seule de la maladie peut permettre de distinguer la bronchite chronique d'avec la dernière période de la bronchite aiguë. Dans l'un et l'autre cas, le mouvement fébrile, la nature de l'expectoration sont identiquement les mêmes, l'âge seul de la maladie est différent.

Lorsque les bronches sont oblitérées, la respiration est suspendue dans une certaine étendue du poumon : on pourrait croire alors à l'existence d'un épanchement pleurétique ; mais la percussion, qui donne un son clair dans la bronchite avec oblitération des bronches, donnera un son mat dans la pleurésie, qui présentera, en outre de l'égophonie, une respiration bronchique et l'augmentation de volume du côté malade de la poitrine.

Si la dilatation des bronches complique la bronchite, les signes sont du gargouillement, du souffle caverneux, de la pectoriloquie, tous phénomènes qu'on rencontre lorsque le poumon présente des excavations tuberculeuses. Mais ici encore, la percussion acquiert une valeur de diagnostic très-importante : en effet, dans la phthisie, le mode d'exploration donnera un son mat ou le bruit de pot fêlé ; tandis que le son restera clair, ou sera peu obscurci, au niveau de la dilatation bronchite, parce que le parenchyme pulmonaire qui l'entoure ne sera pas induré par la présence de tubercules.

Enfin, l'hémoptysie ne précède jamais la bronchite, tandis que dans la phthisie elle se montre presque constamment.

TRAITEMENT. — A chaque maladie il faut une médication spéciale, et tant que l'indication n'est pas remplie, la résistance morbide est inévitable. Cet axiome peut surtout s'appliqeur à la bronchite chronique, qui est considérée, à juste titre, par les malades et les médecins, comme une affection rebelle aux moyens ordinaires.

Guidé par les idées théoriques que j'ai émises

pages 12 et 26, je devais essayer dans la bronchite chronique, le traitement qui me fournissait de si bons résultats dans la phthisie pulmonaire (1).

Les observations que je donne à la fin de ce travail auront plus de poids dans l'esprit de mes lecteurs que tout ce que je pourrais dire sur ce sujet.

Les eaux minérales, prises concurremment avec la poudre salino-calcaire, produisent d'excellents effets. Les eaux les plus efficaces sont celles de Bonnes, de Cauterets, d'Amélie-les-Bains, du Vernet, d'Allevard et du Mont-Dore, en France ; d'Ems, de Francesbad, de Soden, de Weilbach, en Allemagne ; de Peuticouse, en Espagne.

INSPIRATION D'AIR FROID. — Lorsque les quintes de toux sont trop violentes, à l'exemple du docteur Drake (de New-York) (2), j'engage le malade à faire des inspirations d'air froid, en même temps j'excite une action révulsive à la surface du corps. Je fais placer le malade dans un lit bien chaud, ou je le fais mettre dans un bain à la température de 35 degrés centigrades. Au moyen d'un tube, je lui fais respirer l'air atmosphérique, qui, après avoir traversé un appareil spécial garni de glace, est descendu à la température de 8 à 4 degrés au-dessus de zéro.

(1) Voir pour le traitement, p. 52.
(2) *The Americ. Journal of the med., sciences,* may 1828.

Je fais continuer ainsi l'inspiration de l'air froid pendant une heure environ, une ou deux fois par jour. Cette médication est surtout avantageuse pendant la saison chaude : lorsque l'air inspiré est au-dessous de 10 degrés, les malades éprouvent constamment une sensation agréable de fraîcheur dans la poitrine, accompagnée parfois d'un sentiment de douleur modérée dans les muscles de l'épaule. Si le pouls est fréquent, il diminue graduellement de vitesse, au point d'être réduit à 12 ou 10 pulsations par minute.

Ce moyen calme la toux instantanément, et, au bout de deux ou trois jours, sa fréquence est diminuée au moins de moitié. L'expectoration est rendue plus libre et plus facile, la chaleur de la poitrine est plus supportable, et la peau elle-même devient plus souple et plus douce au toucher.

Dans la dernière période de la phthisie, lorsque les malades accusent un sentiment de brûlure dans la poitrine, j'ai employé quelquefois l'air froid, et toujours j'ai vu ces inhalations provoquer sur-le-champ un soulagement marqué et un sentiment de bien-être inexprimable.

OBSERVATIONS

PREMIÈRE OBSERVATION.

Phthisie héréditaire.

M. C. R..., âgé de dix-huit ans, élève photographe chez M. C. Prinsler, 31, boulevard Bonne-Nouvelle. Le père, la mère et le frère aîné sont morts phthisiques. Chez ce jeune homme la toux existait depuis plusieurs mois, des hémoptysies s'étaient montrées à plusieurs reprises, la faiblesse et l'amaigrissement faisaient des progrès rapides malgré l'huile de foi de morue. Le 8 avril 1863, l'examen de la poitrine ne laissant aucun doute sur la présence de tubercules dans les deux poumons, j'ai administré matin et soir une cuillerée à café, de poudre salino-calcaire et une cuillerée à café d'eau cohobée de laurier-cerise, dans un demi-verre d'eau sucrée. La mixture noire a été prise entre les deux repas.

Au bout d'un mois, le malade ne toussait plus, et les forces étaient revenues; il se crut guéri et abandonna son traitement. Deux semaines après, la toux commençant à se manifester de nouveau, ma médication fut reprise et continuée pendant deux mois. Aujourd'hui ce jeune homme est parfaitement guéri ; les forces et l'embonpoint sont dans un état très-satisfaisant.

DEUXIÈME OBSERVATION.

Phthisies. — Cavernes. — Amélioration rapide.

Madame la comtesse de F..., âgée de quarante-sept ans. Ses deux sœurs et son propre fils ont succombé à une affection tuberculeuse du poumon. Traitée pour une bronchite chronique du mois d'octobre 1862 au mois de juin 1863. A cette époque plusieurs médecins distingués d'Arcachon et de Bordeaux constatèrent des tubercules au sommet des poumons et l'existence d'une caverne à gauche. Une de ces consultations que j'ai sous les yeux, est datée du 36 juillet 1863. Comme d'habitude, on conseillait l'huile de foie de morue à dose croissante, des pilules de cynoglosse, de l'eau de pin, des onctions avec de l'huile de croton sous les clavicules et le badigeonnage du dos avec de la teinture d'iode. Malgré tous ces moyens la maladie faisaient des progrès incessants.

Le 12 septembre 1863, madame la comtesse de F... a commencé mon traitement. (Poudre salino-calcaire, eau cohobée de laurier-cerise, deux cuillerées à café par jour ; topique révulsif appliqué deux fois par mois au niveau des clavicules; poudre contre les sueurs, gargarisme au chlorate de potasse.

Le 17 septembre, c'est-à-dire six jours après, la malade m'adressait les lignes suivantes : « J'ai commencé votre traitement samedi 12, je le suis très-fidèlement. Dès le premier jour il s'est fait pour ainsi dire une révolution en moi : cette toux, ces espèces de montées vers la gorge qui produisaient ces quintes presque convulsives avec des sorties d'air, allant jusqu'au vomissement, tout cela a entièrement disparu. Il reste à la gorge une irritation légère. J'éprouve un *énorme* soulagement. En somme, je suis incomparablement mieux. »

Mon traitement a été suivi pendant neuf mois sans interruption. Aujourd'hui la santé de madame la comtesse de F... est très-bonne. Il est bien permis de considérer ma médication comme vraiment active, lorsqu'on la voit produire de pareils effets dans un cas aussi grave.

TROISIÈME OBSERVATION.

Tubercules. — Hémoptysies. — Sueurs très-abondantes arrêtées en deux jours.

M. V..., âgé de vingt-quatre ans, 84, rue du Faubourg Saint-Martin.

Tubercules au sommet du poumon gauche, plusieurs crachements de sang, sueurs tellement abondantes que tous les matins, depuis trois semaines, le
premier matelas du lit en était traversé complétement.

Le matin, à jeun et entre les deux repas, poudre
salino-calcaire et eau cohobée de laurier-cerise ; au
moment du coucher, un paquet de poudre contre les
sueurs , dans un demi-verre d'eau sucrée. Le premier jour les sueurs diminuèrent de moitié et ne
reparurent plus à partir du lendemain.

Ce traitement, commencé le 27 janvier 1863, a
été continué jusqu'au 12 avril. La poudre contre les
sueurs fut supprimée à la quinzième dose. Depuis la
guérison s'est parfaitement maintenue.

QUATRIÈME OBSERVATION.

Bronchite chronique. — Œdème des extrémités inférieure et du ventre.

Madame Chevalier , âgée de quarante-huit ans,
rue du Faubourg-Saint-Denis, 60, était au lit depuis
six mois, atteinte d'une bronchite chronique qui
avait résisté à tous les remèdes employés depuis le
début de la maladie. Lorsque je fus appelé à lui
donner mes soins , le 12 juillet 1863 , la toux était

incessante, l'expectoration très-abondante, les extrémités inférieures et le ventre étaient le siége d'une
enflure considérable, l'amaigrissement était très-
sensible, et malgré son énergie la malade ne pouvait
plus se tenir debout.

La poudre salino-calcaire et l'eau cohobée de laurier-cerise sont administrées deux fois par jour. En
moins d'une semaine la malade pouvait marcher,
tous les accidents que nous venons de signaler s'effa-
çaient rapidement, et après deux semaines de traitement madame Chevalier reprenait ses occupations
ordinaires.

Ma médication a été continuée pendant deux mois.

CINQUIÈME OBSERVATION.

Bronchite chronique compliquée d'asthme.

Madame Meurant, âgée de quarante-neuf ans, rue
de Paradis-Poissonnière, 1, était atteinte depuis
vingt-cinq ans de bronchite chronique et d'accès
d'asthme. Cette dame était très-souvent alitée, et bien
rarement elle passait deux semaines sans éprouver
des crises effrayantes, qui se traduisaient par une
toux déchirante, une expectoration très-pénible et
une suffocation analogue à celle qu'on remarque
dans les accès d'asthme.

Le 25 août 1863, je fus appelé au moment de l'une de ces crises. Je n'hésitai pas à lui conseiller la poudre salino-calcaire et l'eau cohobée de laurier-cerise, deux cuillerées à café par jour.

Le lendemain l'oppression avait diminué, et trois jours après la malade quittait la chambre. Ce traitement a été continué pendant deux mois, et depuis cette époque madame Meurant est parfaitement guérie. Malgré le froid, les brouillards et la constitution catarrhale régnante, la bronchite et l'asthme ne se sont pas reproduits.

SIXIÈME OBSERVATION.

Carie du sacrum. — Abcès par congestion.

M. G..., âgé vingt-trois ans, demeurant à la Chapelle-Saint-Denis, vint me consulter, le 15 mai 1863, pour une tumeur de la symphyse sacro-iliaque gauche. Après un examen attentif il me fut facile de constater que cette tumeur était un abcès provenant d'une carie du sacrum. Deux ponctions ayant été faites sans résultat, dans les hôpitaux militaires, ce jeune soldat avait été réformé.

A l'aide d'un trocart, je donne issue à 350 grammes de pus et fais une injection iodée. Trois fois par jour le malade prend une cuillerée à bouche de sirop

d'iodure de fer dans un verre de tisane de gen-
tian e.

Le 1ᵉʳ juin , je revois le malade..La tumeur s'est
reproduite. Je la vide de nouveau, et j'établis un séton
filiforme pour faciliter le recollement de la peau. Je
remplace le sirop de fer par de l'huile de foie de
morue , et deux fois par jour la région malade est
badigeonnée avec de la teinture d'iode.

Le 15 juin, le pus continue à s'écouler par les
deux ouvertures du séton. Amaigrissement, perte des
forces et de l'appétit, la marche est très-difficile. Je
laisse le séton en place, je supprime l'huile de foie
de morue et la teinture d'iode, je fais prendre la
poudre salino-calcaire et l'eau cohobée de laurier-
cerise à la dose de trois cuillerées à café par jour.

Le 1ᵉʳ juillet , la peau est recollée, le pus est tari ;
le malade a repris des forces et de l'appétit, les douleurs sont presque nulles. Le séton est retiré , la
poudre salino-calcaire est continuée à la dose de
deux cuillerées à café par jour pendant deux mois.

Le 26 octobre : je revois le malade, sa santé est
parfaite, et cette terrible affection n'est plus chez lui
qu'à l'état de souvenir.

SEPTIÈME OBSERVATION.

Gravelle oxalurique.[1]

M. F..., âgé de trente-huit ans, habitant Vincennes, constatait, depuis plusieurs années, du sable dans ses urines. Après avoir consulté plusieurs médecins et après avoir employé sans succès les moyens indiqués en pareille circonstance, je le soumis à l'usage de la poudre salino-calcaire, à la dose de deux cuillerées à café par jour.

Le gravier urinaire, qui était en quantité très-considérable au début de mon traitement (deux pleins dés à coudre dans les vingt-quatre heures), s'est montré moins abondant de jour en jour. Après un mois de cette médication, la gravelle avait complétement disparu. J'ai engagé M. F... à suivre le même traitement pendant un mois encore. Cinq mois après cette époque, je l'ai revu et rien chez lui ne décelait le retour à la maladie; « jamais, me dit-il, je n'ai été aussi bien portant ».

OBSERVATIONS

DONNÉES PAR DES MALADES ET PAR DES MÉDECINS.

« Bordeaux, 21 octobre 1864.

» Monsieur le docteur,

» Confiant dans votre expérience et votre loyauté, je n'hésite point à faire entreprendre à ma fille le traitement si rationnel que vous prescrivez.

» Ma fille, âgée de vingt-trois ans, est atteinte de phthisie pulmonaire, état qui ne laisse aucun doute au médecin expérimenté qui l'a soignée jusqu'à ce jour, et qui a constaté par l'auscultation, il y a deux ans, l'existence de tubercules dans le poumon. Il y a trois ans, sa santé a commencé à s'altérer; il se déclara une toux sèche à laquelle on fit d'abord peu d'attention, l'attribuant à un rhume, qui fut néanmoins soigné régulièrement avec du lait, du sirop et des tisanes calmantes. Cet état dura environ un an sans obtenir d'amélioration : persistance de la toux, expectoration abondante, crachats jaunes verdâtres; ses forces diminuaient chaque jour; sa figure était pâle, maigrie, ses yeux caves, les pommettes rouges; elle éprouvait une lassitude générale, de la fièvre vers le soir, des sueurs assez abondantes la nuit, et

surtout le matin. Puis apparurent des crises de toux
durant environ 10 minutes, dont les efforts produisaient même des vomissements ; avec cela, une oppression continuelle, des montées vers la gorge avec
picotements, la parole enrouée, des maux de tête
très-fréquents, le sommeil très-agité.

» Le médecin, après avoir constaté que la phthisie
était bien caractérisée, ordonna, sans succès, les
Eaux-Bonnes, l'huile de foie de morue, l'eau de goudron, le lait d'ânesse, les pilules de digitale avec
opium, le sirop de séve de pin, etc. . . . . »

« Bordeaux, 12 novembre 1864.

» . . . . . . Bien que dix-sept jours seulement se
soient écoulés depuis le commencement du traitement (poudre salino-calcaire, eau cohobée de laurier-
cerise, mixture noire), je remarque un mieux général dans l'état de ma fille. Elle se sent un peu plus
de force. Sa figure est moins pâle et se remplit, le
sommeil est plus paisible ; elle mange avec beaucoup
d'appétit. Après trois ou quatre jours de votre médication, la fièvre a entièrement disparu. Quant aux
crises de toux, elles existent encore, mais avec moins
d'intensité, durant moins longtemps, et sont moins
fréquentes. Les crachats sont blancs et liquides, etc.

» D. R...,

» Négociant à Bordeaux. »

« 15 octobre 1864.

» Monsieur et très-honoré confrère,

» Je m'empresse de vous adresser mes remercîments bien sincères pour les flacons de votre poudre salino-calcaire et d'eau de laurier-cerise, que vous avez eu l'extrême obligeance de m'envoyer. Je vais immédiatement les faire prendre à ma fille, selon votre prescription, et j'espère que leur action tonique et vraiment réparatrice lui fera le plus grand bien. . . .

» C...,

» Docteur de la Faculté de Paris. »

« Monsieur,

» J'ai commencé votre traitement dimanche dernier, 25 septembre. — J'observe fidèlement les conseils que vous m'avez donnés par votre honorée lettre du 11 septembre.

» Après huit jours de traitement, j'ai senti un mieux général. Avant de prendre votre poudre, toutes les nuits je devais changer de flanelle et de linge, tellement la transpiration était abondante. Dès le premier paquet que j'ai pris, les sueurs ont beaucoup diminué, maintenant je transpire encore un peu, surtout de la tête et du haut de la poitrine, mais il n'y a pas de comparaison avec les sueurs que j'avais ci-devant.

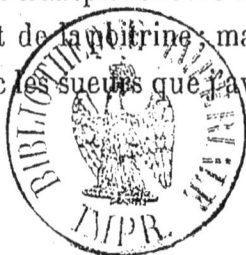

BOYER. 7

» La toux va beaucoup mieux ; je ne ressens plus les quintes qui m'étouffaient.

» L'expectoration décroît sensiblement ; la fièvre a disparu aussi. — Je ne ressens plus qu'une légère chaleur à la tête après mon dîner. ·. . . . .

» Depuis que je prends vos médicaments, monsieur, ma figure se remplit et l'amaigrissement du corps s'est arrêté. J'ai oublié de vous dire que depuis le mois de juillet j'avais maigri de 15 kilos.

» Mon médecin, ou plutôt mon ami, m'a ausculté hier (15 octobre), et il m'a dit qu'il trouvait qu'un grand changement s'était opéré en moi.

« 14 novembre 1864.

» . . . . . Je suis heureux de vous apprendre que, grâce à votre bonne méthode, le mieux qui s'était manifesté dans l'état de ma santé augmente de jour en jour. Mon médecin m'a ausculté il y a quelques jours, et a trouvé la poitrine dans un état très-satisfaisant.

» Je vous autorise, monsieur, à faire l'usage qu'il vous plaira de mes lettres, vous ne pouvez certes donner assez de publicité à votre méthode.

» C'est un service que vous rendez à l'humanité.

» Agréez, etc.

» P. DELMACRE,
» 2, rue des Sols, à Bruxelles. »

« . . . . . J'ai l'honneur de vous faire connaître les résultats de votre traitement sur la maladie de ma fille.

» La fièvre venait tous les jours vers 9 heures du matin; frisson de deux heures au moins, toux, crachats ou vomissements; puis chaleur, douleur dans les jambes, redoublement à 7 heures du soir, toux, crachats écumeux, chaleur extrême du cou et du côté gauche et supérieur de la poitrine. Tel était l'état de la malade au commencement de votre traitement.

» La fièvre a graduellement diminué; il n'est resté qu'un très-léger frisson vers les 10 heures du matin.

» En même temps que la fièvre s'en allait, les forces revenaient, la maigreur paraissait diminuer, l'appétit était bon, le teint meilleur et la figure moins grippée, l'attitude plus droite, la voix plus sonore.

» Aujourd'hui, le teint est très-pâle, mais pas jaune, l'appétit très-bon, le sommeil de la nuit complet et tranquille. Point de sueurs partielles la nuit. La malade peut aujourd'hui dormir indifféremment sur le dos ou les côtés. La toux et les crachats ont presque cessé.

» Les douleurs du côté gauche, du dos et de la poitrine, ont cessé, ainsi que l'extrême chaleur du cou et du côté gauche et supérieur de la poitrine qui accompagnait la fièvre.

» Tel est, monsieur, le résultat de votre traitement, que je vais continuer avec persévérance.

» Je vous dirai que son médecin, M. le docteur Dumesnil père, a été émerveillé du changement favorable qu'il a constaté, et m'engage vivement à continuer.

» J'ai l'honneur d'être, etc.

» H. CORMERY,

» Médecin à Rouen. »

———

« Cherbourg, le 19 octobre 1864.

» MONSIEUR,

» Atteint d'une bronchite chronique depuis le 20 mai 1863, j'ai été traité par quatre médecins de Cherbourg. Deux ont renoncé à venir me voir, disant qu'il n'y avait rien à faire à ma maladie ; et j'ai cessé de me faire traiter par les deux autres voyant que les médicaments qu'ils m'ordonnaient aggravaient ma position au lieu de l'améliorer. Du 1er au 15 août je n'ai plus suivi de traitement. Je toussais beaucoup, je vomissais et je crachais le sang. J'étais dans cette triste position lorsque j'appris qu'un nommé Dubost, atteint de la même maladie, suivait votre traitement et se trouvait beaucoup mieux.

» Je fis venir des médicaments; j'ai commencé votre traitement le 17 août, et depuis cette époque je n'ai plus souffert du tout ; la toux a été complétement arrêtée ainsi que les vomissements et crachements de sang, et je puis dire que maintenant je suis complétement guéri.

» Je vais reprendre mes occupations journalières vers le commencement de la semaine prochaine.

» J'ai l'honneur d'être, etc.

» Le Bunetel Méderic, âgé de 40 ans.

» Rue du Roule, 30, à Cherbourg. »

« Monsieur,

» Mon malade se trouve bien de la poudre salino-calcaire et de l'eau cohobée de laurier-cerise ; le mieux est sensible, j'espère donc son rétablissement.

. . . .

» Recevez, monsieur, etc.

» J. Garnier,
» Curé de Gommerville. »

« . . . . Quant à moi je ne trouve pas d'expression assez sentie pour vous remercier du soulagement que vous m'avez procuré.

» Mes crachats sont un peu moins épais, j'ai du repos et un peu plus de force, seulement je ressens des points un peu partout et de la chaleur dans le haut de la poitrine et du dos.

» Recevez, etc.

» V⁰ ÉMILE,
» A Saint-Quentin. »

———————

« . . . . La religieuse pour laquelle je vous ai demandé votre traitement avait été traitée comme poitrinaire par plusieurs médecins. Au moment où elle finissait son traitement, un de nos bons médecins, M. Flaubert (de Rouen) constatait qu'elle n'avait pas la poitrine malade.

» De deux choses l'une, ou les premiers médecins se sont trompés, ou votre traitement a enrayé la maladie.

» Recevez, etc.

» LEROUX,
» Curé doyen de Neubourg.

» 6 août 1864. »

« Voilà neuf jours que je suis votre traitement, et je me trouve beaucoup mieux. L'oppression a énormément diminué, et la toux, quoique assez fréquente, est plus grasse et l'expectoration est abondante et facile.

» Vos remèdes m'ayant déjà soulagé, j'ai hâte de les continuer.

« L. CHEVRAND,

» 16, rue Masséna, à Nice. »

« . . . Je vais continuer votre traitement. Les nausées continuelles que j'avais ont disparu, et je ne tousse plus du tout . . . .

« A. EVENS,

» Rue Froissart, à Lille. »

« Tourlaville, le 19 octobre 1864.

» MONSIEUR,

» Dans le courant du mois d'avril 1863, à la suite d'un refroidissement, je fus pris d'une toux qui augmentait de jour en jour. Dans le mois de mai j'avais des frissons dans les épaules et presque partout le corps, suivis quelques instants après de bouffées de chaleur difficiles à supporter, et le froid me reprenait aussitôt. La toux était tellement violente, qu'elle m'avait occasionné une douleur dans le dos au-dessous de l'épaule gauche; ma respiration était gênée, je ne pouvais plus reprendre haleine pour tousser. Je fus obligé de me mettre au lit le 28 mai.

» Le médecin que je fis appeler certifia que j'étais atteint d'une bronchite chronique et que cette maladie exigeait un traitement sérieux.

» Il me traita pendant six semaines; la maladie se porta dans le côté droit et de la gorge jusqu'au milieu de la poitrine. Malgré ses soins, les médicaments qu'il m'ordonnait augmentaient ma maladie. Je voyais bien qu'il ne tenait plus à venir me voir; le 15 juillet il se fit demander trois fois. — Je lui dis que je ne dormais pas la nuit et que je toussais continuellement; il m'ordonna un sirop pour me calmer la toux et me faire dormir. J'en pris trois cuillerées qui m'occasionnèrent des quintes de toux et des vomissements et ne voulus pas aller plus loin.

» J'étais arrivé au bout de mes forces, et la maladie faisait toujours des progrès : je ne pouvais plus me tenir debout ni même prendre une cuillerée de bouillon; lorsque je voulais en prendre, je toussais et tout revenait.

» Je me trouvais dans cette pénible situation lorsque j'eus connaissance de votre brochure. Je fis prendre, le 31 juillet, chez M. le docteur Servaux, les médicaments nécessaires pour suivre un traitement d'un mois.

» Je l'ai commencé le 1er août dans l'après-midi : j'ai pris dans un demi-verre d'eau sucrée une cuillerée à café de poudre salino-calcaire avec addition d'une cuillerée à café d'eau cohobée de laurier-cerise. Le soir, dès que j'ai été couché, je me suis réveillé à 2 heures du matin, j'ai toussé et craché très-librement, puis je me suis rendormi pour ne me réveiller qu'à huit heures. — Au bout de 3 ou 4 jours la toux avait diminué des neuf dixièmes; l'appétit me revint aussitôt, j'aurais bien mangé à chaque instant, et rien ne me faisait de mal.

» Pendant le cours du mois de septembre, il y a eu encore beaucoup d'amélioration et le râle que j'avais depuis le début de ma maladie dans la gorge et dans la poitrine, a complétement disparu.

» Voilà le troisième mois que je suis votre traitement; j'ai repris de l'embonpoint et j'ai bon appépétit. S'il n'était encore un peu de toux et un peu d'enrouement, je serais tout à fait guéri.

» BIENAIMÉ DUBOST, âgé de 30 ans.

» Route de Valogne, à Tourlaville. »

« Monsieur le docteur Jules Boyer,

» . . . . . Votre nouveau traitement de la phthisie pulmonaire m'a donné de bons résultats.

» Deux personnes guéries sur cinq, et trois en traitement depuis six mois. . . . .

» Roubaud fils, pharmacien.

» 11, rue de Rome, à Marseille. »

« . . . Je suis heureux de pouvoir vous annoncer
que plusieurs de mes amis que je vous ai envoyés
sont aujourd'hui guéris.

» Je m'enrhume toujours facilement et j'ai parfois,
mais pourtant aujourd'hui bien rarement, des douleurs au côté de la poitrine. En somme je vais beaucoup mieux.

» Agréez, etc.

» J. Pagny.

» 15, route de Neufchâtel, à Rouen. »

« J'ai commencé votre médication le 7 du mois de
juin, et dès les premières gorgées la poitrine s'est dilatée et j'ai respiré plus librement et avec plus de facilité. Ce mieux notable, tant à l'égard de la bron-

chite que de l'asthme, s'est prolongé sans interruption jusqu'au 11 juillet, époque où je me suis involontairement trouvé un instant exposé à un courant d'air. Il en est résulté une diminution dans le mieux et un peu d'oppression par suite de mouvements obligés. Les journées toutefois n'étaient pas du tout mauvaises, les expectorations étaient plus rares, plus transparentes et d'une meilleure nature, et j'avais plus de force pour les expulser. . . . .

» Le chevalier des ORIÈRES.

» Au Moulin et par Sens. »

———————

« Une dame de mes amies, madame C..., est enchantée de votre poudre.

» Elle a lu votre brochure, et comme elle est atteinte depuis 20 ans d'une maladie des os avec ramollissement, je lui ai donné comme essai quelques cuillerées de poudre salino-calcaire et d'eau cohobée de laurier-cerise. Au bout de quelques jours elle est venue me dire qu'elle éprouvait un soulagement si grand qu'elle se proposait bien, si la guérison devenait complète, de vous autoriser à la citer dans vos cas de guérison.

» Céline STAVLAUX.

» A Tonnerre. »

« MONSIEUR ET TRÈS-HONORÉ CONFRÈRE,

» La lecture de votre ouvrage, aussi parfait par la méthode scientifique et l'examen théorique du sujet que par l'application des données physiologiques et pathologiques au traitement, m'a vraiment intéressé et m'a inspiré le désir d'employer votre traitement dans ma pratique et de me joindre au nombre des praticiens qui tâchent de constater par l'observation clinique la justesse de vos propositions.

» Agréez, etc.

» Dr TUTSCHEL.

» Médecin de S. M. le roi de Bavière. »

« MONSIEUR ET TRÈS-HONORÉ CONFRÈRE,

» J'ai reçu la brochure que vous avez eu la bienveillance de m'adresser et l'ai méditée avec une profonde attention. C'est un devoir pour moi de vous exprimer toute la joie intellectuelle qu'elle m'a causée et de vous remercier de vos généreux efforts. Je ne connais assurément rien d'aussi satisfaisant sur la phthisie pulmonaire.

» Je vous avais demandé votre brochure au sujet d'une jeune malade, fille unique, digne à tous égards du plus haut intérêt et chez laquelle toute la série des moyens antiphthisiques a été épuisée.

» Son père m'a chargé de vous demander une consultation, etc.

» Dr HOUSSAYE.

» A Pont-Levay.

» 21 septembre 1864. »

Le père de cette jeune malade m'écrivait quelques jours après l'application du traitement : « Votre » médication a déjà produit d'excellents effets. »

« MONSIEUR ET TRÈS-HONORÉ CONFRÈRE,

» Je viens de lire votre brochure avec le plus vif intérêt, et malgré sa clarté et l'application si facile du traitement que vous recommandez pour combattre cette terrible maladie, je préfère avoir votre avis sur le malade que je vous adresse et rester simple observateur . . . .

» Dr COMBAUD (de Versailles). »

Le malade que M. le docteur Combaud m'a fait l'honneur de m'adresser est guéri. Depuis cette époque, cet excellent médecin de Versailles me confie toujours la direction du traitement des phthisies et des bronchites chroniques qu'il rencontre dans sa nombreuse clientèle.

« Mulhouse, le 24 octobre 1864.

» Très-honoré confrère,

» De tous les traitements que nous avons employés depuis près de dix ans contre la phthisie, aucun ne nous a donné des résultats aussi constants que votre poudre salino-calcaire. Nous regrettons que les exigences de la pratique ne nous aient pas permis de suivre pas à pas les améliorations qui se sont produites chez nos malades sous l'influence de votre médication. Quoi qu'il en soit, nous allons vous faire part de deux faits dont nous avons très-bonne souvenance.

» Au mois de janvier dernier nous fûmes appelé chez une ouvrière de fabrique, âgée de 32 ans, grande, sèche, en proie depuis plusieurs jours à des hémorrhagies pulmonaires très-intenses. Ces hémoptysies furent combattues avec succès par le perchlorure de fer, l'ergotine et la limonade sulfurique.

» L'auscultation nous révéla l'existence de plusieurs petites cavernes situées sous la clavicule gauche.

» La malade fut soumise à votre traitement avec recommandation de le suivre ponctuellement, et cela pendant plusieurs semaines. Nous avions perdu de vue la personne en question quand, vers la fin du mois de mars, elle se présenta à notre consultation. Nous fûmes étonné du changement qui s'était opéré en elle depuis notre dernière entrevue : son teint était frais, elle avait pris de l'embonpoint et ne se plaignait plus de la poitrine. Elle nous disait avoir repris son travail depuis plus d'un mois et supportait sans le moindre dérangement les plus grandes fatigues. Disons avec regret que, ne l'ayant pas ausculté en ce moment, nous ne savons pas dans quel état se trouvait son poumon qui avait été si cruellement atteint trois mois auparavant. Les règles, supprimées depuis fort longtemps, revenaient exactement à époque fixe.

» X., âgée de 21 ans, ouvrier mécanicien, se présente à notre consultation vers la fin du mois de juin. Il se plaint de crachements de sang et d'oppression; ayant perdu récemment deux sœurs à la fleur de l'âge, il était dans une anxiété impossible à décrire.

» Nous lui prescrivîmes votre traitement, et, au bout d'un mois, il revint nous voir pour nous annoncer qu'il allait reprendre son travail.

» X., lors de notre première entrevue, avait refusé formellement de se faire examiner la poitrine : « Je » sais bien ce que j'ai, nous dit-il, et vous le savez » aussi, car vous avez traité une de mes sœurs. » Nous nous rappelâmes alors avoir été appelé auprès d'une de ses sœurs lors de son agonie; la pauvre enfant était phthisique au suprême degré.

» Nous déclarons en toute sincérité avoir employé

avec succès votre traitement dans des cas désespérés, et que si aujourd'hui nous ne pouvons pas produire des observations complètes à l'appui de ce que nous avançons, il n'en sera pas de même dans un avenir peu éloigné.

» Notre but en vous écrivant cette lettre étant tout à fait désintéressé, vous en ferez l'emploi que vous jugerez convenable.

» Recevez, etc.

» Dʳ KRAFFT, de Mulhouse. »

Je pourrai citer encore deux observations de guérison de phthisie au dernier degré, par le docteur Marfan de Castelnaudary, mais l'étendue de ce document, qui, du reste, a paru dans la *Gazette scientifique* (15 août et 15 novembre), ne me permet pas de l'insérer dans cette édition de ma brochure. Je le publierai à part, avec les résultats que doivent me communiquer les médecins des hôpitaux où mon traitement est aujourd'hui le seul employé pour combattre la phthisie pulmonaire et la bronchite chronique.

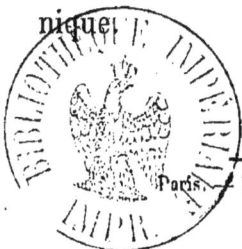

FIN.

Paris. — Imprimerie de E. MARTINET, rue Mignon, 2.

GUÉRISON

DE LA

PHTHISIE PULMONAIRE

ET DE LA

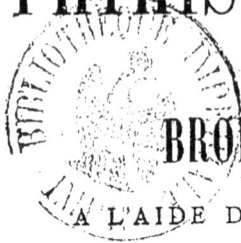

BRONCHITE CHRONIQUE

A L'AIDE D'UN TRAITEMENT NOUVEAU

PAR

Le Dr Jules BOYER

Ex-interne des hôpitaux, ex-prosecteur d'anatomie,
Ex-chef des travaux anatomiques,
Ex-chargé du cours de physiologie à l'École de médecine de Clermont,
Membre de la Société de médecine et de chirurgie pratiques,
Médecin inscrit de S. M. le roi d'Espagne,
Chevalier de l'Ordre de Charles III.

> « Un rhume négligé est une phthisie commencée. »
> (STOLL.)

> « Décréter l'incurabilité de certaines maladies, c'est sanctionner par une loi la négligence et l'incurie. »
> (BACON.)

CINQUIÈME ÉDITION, REVUE ET AUGMENTÉE

Brochure in-8° de 115 pages.

Prix : 1 fr. 50

PARIS

ADRIEN DELAHAYE, LIBRAIRE-ÉDITEUR

PLACE DE L'ÉCOLE-DE-MÉDECINE

1865

La brochure du Docteur Jules BOYER se trouve chez tous les libraires de France et de l'Étranger, ainsi que chez tous les pharmaciens dépositaires; on peut également se la procurer (*franco*), en adressant 1 fr. 50 c. en timbres-poste, à l'Éditeur Adrien DELAHAYE, place de l'École-de-Médecine, 23, ou au docteur Jules BOYER, 5, boulevard de Denain (en face la Gare du Nord), à Paris.

PHARMACIENS, PRINCIPAUX DÉPOSITAIRES

Agen........ JAYLLE ET CHAYLADE, 20, rue de la Grande-Horloge.
Angers..... CAILLARD.
Lyon........ BICHET, place Kléber.
Marseille. ROUBAUD fils, 11, rue de Rome.
Nancy...... MARTIN-BARBIER.
Tours....... MAUPUY.
Nice......... FOUQUES.
Toulouse. CASTRENC.
Nantes.... MERCIER, rue Crébillon.

PHARMACIENS ÉTRANGERS

Bruxelles........ DEPAIRE, 54, rue Royale.
Porto (Portugal). SOUZA-FEREIRA.
Milan............. HAGNOLI (pharmacie royale).
Londres.......... JOZAU.
Rio-Janeiro.... GESTAS, rua San-Pedro.

M

Depuis deux ans à peine, le Docteur Jules BOYER (de Paris), a publié son traitement de la *Phthisie pulmonaire et de la Bronchite chronique*; déjà cet ouvrage est arrivé à la cinquième édition, et ce nouveau mode de médication a été accepté avec empressement par les Médecins français et étrangers. Afin de répandre cette méthode curative, j'ai l'honneur de vous adresser quelques observations tirées de la remarquable brochure du Docteur Jules BOYER : ces nombreux cas de guérison ont été envoyés à l'auteur par des malades reconnaissants, et par des Médecins dont le nom fait autorité dans la science.

Dans le but d'éviter une correspondance et une perte de temps toujours préjudiciable aux intérêts des malades, j'ai l'honneur de mettre sous vos yeux le prix-courant des divers médicaments employés avec tant de succès, pour combattre les affections pulmonaires, et le nom des principaux dépositaires français et étrangers.

Veuillez agréer, M   , mes salutations empressées.

D⟨r⟩ SERVAUX, Pharmacien,

72, rue du Château-d'Eau.

OBSERVATIONS

Un médecin de Paris, le docteur Jules Boyer, ex-chef des travaux anatomiques, vient de publier chez Adrien Delahaye la troisième édition d'une brochure intitulée : *Guérison de la Phthisie pulmonaire et de la Bronchite chronique à l'aide d'un traitement nouveau.* Dans cet ouvrage, qui révèle des études sérieuses et une grande expérience médicale, l'auteur passe en revue les théories et les moyens thérapeutiques employés jusqu'à ce jour ; il en fait une critique sévère, mais d'une haute impartialité.

Son traitement de l'affection tuberculeuse par la *poudre salino-calcaire* est rationnel : c'est une conséquence des principes pathologiques qu'il expose avec autant de talent que de clarté.

Les résultats obtenus par la méthode du docteur Jules Boyer seraient moins remarquables, qu'on pourrait encore considérer sa brochure comme une œuvre de logique, et son traitement comme une des belles découvertes médicales de notre époque.

(Extrait de la *Gazette des Hôpitaux*.)

« Mulhouse, 24 octobre 1864.

» Très-honoré Confrère,

» De tous les traitements que nous avons employés depuis près de dix ans, contre la phthisie, aucun ne nous a donné des résultats aussi constants que votre poudre salino-calcaire. Nous regrettons que les exigences de la pratique ne nous aient pas permis de suivre pas à pas les améliorations qui se sont produites chez nos malades sous l'influence de votre médication. Quoi qu'il en soit, nous allons vous faire part de deux faits dont nous avons très-bonne souvenance.

» Au mois de janvier dernier, nous fûmes appelé chez une ouvrière de fabrique, âgée de trente-deux ans, grande, sèche, en proie, depuis plusieurs jours, à des hémorrhagies pulmonaires très-intenses. Ces hémoptysies furent combattues avec succès par le perchlorure de fer, l'ergotine et la limonade sulfurique.

» L'auscultation nous révéla l'existence de plusieurs petites cavernes situées sous la clavicule gauche.

» La malade fut soumise à votre traitement avec recommandation de le suivre ponctuellement, et cela pendant plusieurs semaines. Nous avions perdu de vue la personne en question, quand, vers la fin du mois de mars, elle se présenta à notre consultation. Nous fûmes étonné du changement qui s'était opéré en elle depuis notre dernière entrevue : son teint était frais, elle avait pris de l'embonpoint et ne se plaignait plus de la poitrine. Elle nous disait avoir repris son travail depuis plus d'un mois, et supportait sans le moindre dérangement les plus grandes fatigues. Disons avec regret que, ne l'ayant pas ausculté en ce moment, nous ne savons pas dans quel état se trouvait son poumon qui avait été si cruellement atteint trois mois auparavant. Les règles, supprimées depuis fort longtemps, revenaient exactement à époque fixe.

» X., âgé de vingt-un ans, ouvrier mécanicien, se présente à notre consultation vers la fin du mois de juin. Il se plaint de crachements de sang et d'oppression; ayant perdu récemment deux sœurs à la fleur de l'âge, il était dans une anxiété impossible à décrire.

» Nous lui prescrivîmes votre traitement, et, au bout d'un mois, il revint nous voir pour nous annoncer qu'il allait reprendre son travail.

» X., lors de notre première entrevue, avait refusé formellement de se faire examiner la poitrine : « Je sais » bien ce que j'ai, nous dit-il, et vous le savez aussi, car » vous avez traité une de mes sœurs. » Nous nous rappelâmes alors avoir été appelé auprès d'une de ses sœurs lors de son agonie; la pauvre enfant était phthisique au suprême degré.

» Nous déclarons en toute sincérité avoir employé avec succès votre traitement dans des cas désespérés, et que si, aujourd'hui, nous ne pouvons pas produire des observations complètes à l'appui de ce que nous avançons, il n'en sera pas de même dans un avenir peu éloigné.

» Notre but en vous écrivant cette lettre étant tout à fait désintéressé, vous en ferez l'emploi que vous jugerez convenable.

» Recevez, etc.

» Dr KRAFFT, de Mulhouse. »

« Bordeaux, 21 octobre 1864.

» Monsieur le Docteur,

» Confiant dans votre expérience et votre loyauté, je n'hésite point à faire entreprendre à ma fille le traitement si rationnel que vous prescrivez.

» Ma fille, âgée de vingt-trois ans, est atteinte de phthisie pulmonaire, état qui ne laisse aucun doute au médecin expérimenté qui l'a soignée jusqu'à ce jour, et qui a constaté par l'auscultation, il y a deux ans, l'existence de tubercules dans le poumon. Il y a trois ans, sa santé a commencé à s'altérer; il se déclara une toux sèche à laquelle on fit d'abord peu d'attention, l'attribuant à un rhume, qui fut néanmoins soigné régulièrement avec du lait, du sirop et des tisanes calmantes. Cet état dura environ un an, sans obtenir d'amélioration : persistance de la toux, expectoration abondante, crachats jaunes verdâtres; ses forces diminuaient chaque jour; sa figure était pâle, maigrie, ses yeux caves, les pommettes rouges; elle éprouvait une lassitude générale, de la fièvre vers le soir, des sueurs assez abondantes la nuit, et surtout le matin. Puis, apparurent des crises de toux durant environ dix minutes, dont les efforts produisaient même des vomissements; avec cela, une oppression continuelle, des montées vers la gorge avec picotements, la parole enrouée, des maux de tête très-fréquents, le sommeil très-agité.

» Le médecin, après avoir constaté que la phthisie était bien caractérisée, ordonna, sans succès, les Eaux-Bonnes, l'huile de foie de morue, l'eau de goudron, le lait d'ânesse, les pilules de digitale avec opium, le sirop de sève de pin, etc. . . . . »

» Bordeaux, 12 novembre 1864.

» . . . . Bien que dix-sept jours seulement se soient écoulés depuis le commencement du traitement (poudre salino-calcaire, eau cohobée de laurier-cerise, mixture noire), je remarque un mieux général dans l'état de ma fille. Elle se sent un peu plus de force. Sa figure est moins pâle et se remplit, le sommeil est plus paisible; elle mange avec beaucoup d'appétit. Après trois ou quatre jours de votre médication, la fièvre a entièrement disparu. Quant aux crises de toux, elles existent encore, mais avec moins d'intensité, durant moins longtemps, et sont moins fréquentes. Les crachats sont blancs et liquides, etc.

» D. R...,

» Négociant à Bordeaux. »

« 15 octobre 1864.

» Monsieur et très-honoré Confrère,

» Je m'empresse de vous adresser mes remercîments bien sincères pour les flacons de votre poudre salino-calcaire et d'eau de laurier-cerise, que vous avez eu l'extrême obligeance de m'envoyer. Je vais immédiatement les faire prendre à ma fille, selon votre prescription, et j'espère que leur action tonique et vraiment réparatrice lui fera le plus grand bien. . . . .

» C...,

» Docteur de la Faculté de Paris. »

« Monsieur,

» J'ai commencé votre traitement dimanche dernier, 25 septembre. — J'observe fidèlement les conseils que vous m'avez donnés par votre honorée lettre du 11 septembre.

» Après huit jours de traitement, j'ai senti un mieux général. Avant de prendre votre poudre, toutes les nuits je devais changer de flanelle et de linge, telle-

ment la transpiration était abondante. Dès le premier
paquet que j'ai pris, les sueurs ont beaucoup diminué;
maintenant, je transpire encore un peu, surtout de la
tête et du haut de la poitrine; mais il n'y a pas de comparaison avec les sueurs que j'avais ci-devant.

» La toux va beaucoup mieux; je ne ressens plus les
quintes qui m'étouffaient.

» L'expectoration décroît sensiblement; la fièvre a
disparu aussi. — Je ne ressens plus qu'une légère chaleur à la tête, après mon dîner. . . . .

. . . . , . . .

» Depuis que je prends vos médicaments, monsieur,
ma figure se remplit, et l'amaigrissement du corps s'est
arrêté. J'ai oublié de vous dire que, depuis le mois de
juillet, j'avais maigri de 15 kilos.

» Mon médecin, ou plutôt mon ami, m'a ausculté hier
(15 octobre), et il m'a dit qu'il trouvait qu'un grand
changement s'était opéré en moi. »

« 14 novembre 1864.

» . . . . . Je suis heureux de vous apprendre que,
grâce à votre bonne méthode, le mieux qui s'était manifesté dans l'état de ma santé augmente de jour en
jour. Mon médecin m'a ausculté, il y a quelques jours,
et a trouvé la poitrine dans un état très-satisfaisant.

» Je vous autorise, monsieur, à faire l'usage qu'il
vous plaira de mes lettres, vous ne pouvez, certes, donner assez de publicité à votre méthode.

» C'est un service que vous rendrez à l'humanité.

» Agréez, etc.

» P. Delmacre,
» 2, rue des Sols, à Bruxelles. »

« . . . . . J'ai l'honneur de vous faire connaître les
résultats de votre traitement sur la maladie de ma fille.

» La fièvre venait tous les jours, vers neuf heures du
matin; frisson de deux heures, au moins, toux, crachats
ou vomissements; puis, chaleur, douleur dans les jambes,
redoublement à sept heures du soir, toux, crachats
écumeux, chaleur extrême du cou et du côté gauche et

supérieur de la poitrine. Tel était l'état de la malade, au commencement de votre traitement.

» La fièvre a graduellement diminué; il n'est resté qu'un très-léger frisson, vers les dix heures du matin.

» En même temps que la fièvre s'en allait, les forces revenaient, la maigreur paraissait diminuer, l'appétit était bon, le teint meilleur, et la figure moins grippée, l'attitude plus droite, la voix plus sonore.

» Aujourd'hui, le teint est très-pâle, mais pas jaune, l'appétit très-bon, le sommeil de la nuit complet et tranquille. Point de sueurs partielles la nuit. La malade peut aujourd'hui dormir indifféremment sur le dos ou les côtés. La toux et les crachats ont presque cessé.

» Les douleurs du côté gauche, du dos et de la poitrine, ont cessé, ainsi que l'extrême chaleur du cou et du côté gauche et supérieur de la poitrine qui accompagnait la fièvre.

» Tel est, monsieur, le résultat de votre traitement, que je vais continuer avec persévérance.

» Je vous dirai que son médecin, M. le docteur Dumesnil père, a été émerveillé du changement favorable qu'il a constaté, et m'engage vivement à continuer.

» J'ai l'honneur d'être, etc.

» H. CORMERY,
» Médecin à Rouen. »

« Cherbourg, 19 octobre 1864.

» Monsieur,

» Atteint d'une bronchite chronique, depuis le 20 mai 1863, j'ai été traité par quatre médecins de Cherbourg. Deux ont renoncé à venir me voir, disant qu'il n'y avait rien à faire à ma maladie; et j'ai cessé de me faire traiter par les deux autres, voyant que les médicaments qu'ils m'ordonnaient aggravaient ma position au lieu de l'améliorer. Du 1er au 15 août, je n'ai plus suivi de traitement. Je toussais beaucoup, je vomissais et je crachais le sang. J'étais dans cette triste position, lorsque j'appris qu'un nommé Dubost, atteint de la même maladie, suivait votre traitement, et se trouvait beaucoup mieux,

» Je fis venir des médicaments; j'ai commencé votre

traitement le 17 août, et depuis cette époque, je n'ai plus souffert du tout; la toux a été complétement arrêtée ainsi que les vomissements et crachements de sang, et je puis dire que, maintenant, je suis complétement guéri.

» Je vais reprendre mes occupations journalières vers le commencement de la semaine prochaine.

» J'ai l'honneur d'être, etc.

» LE BUNETEL MÉDERIC, âgé de quarante ans.

» Rue du Roule, 30, à Cherbourg. »

« Monsieur,

» Mon malade se trouve bien de la poudre salino-calcaire et de l'eau cohobée de laurier-cerise; le mieux est sensible, j'espère donc son rétablissement. . . . .

. . . .

» J. GARNIER,

» Curé de Gommerville. »

« . . . La religieuse pour laquelle je vous ai demandé votre traitement avait été traitée comme poitrinaire par plusieurs médecins. Au moment où elle finissait son traitement, un de nos bons médecins, M. Flaubert (de Rouen) constatait qu'elle n'avait pas la poitrine malade.

» De deux choses l'une, ou les premiers médecins se sont trompés, ou votre traitement a enrayé la maladie.

» Recevez, etc.

» LEROUX,

» 6 août 1864. »   » Curé-doyen de Neubourg.

« Voilà neuf jours que je suis votre traitement, et je me trouve beaucoup mieux. L'oppression a énormément diminué, et la toux, quoique assez fréquente, est plus grasse, et l'expectoration est abondante et facile.

» Vos remèdes m'ayant déjà soulagé, j'ai hâte de les continuer.

» L. CHEVRAND,

» 16, rue Masséna, à Nice. »

« . . . . Je vais continuer votre traitement. Les nausées continuelles que j'avais ont disparu, et je ne
tousse plus du tout. . . . .

> » A. EVENS,
> ∎ Rue Froissard, à Lille. ∎

« Tourlaville, le 19 octobre 1864.

» Monsieur,

» Dans le courant du mois d'avril 1863, à la suite
d'un refroidissement, je fus pris d'une toux qui augmentait de jour en jour. Dans le mois de mai, j'avais
des frissons dans les épaules et presque partout le
corps, suivis quelques instants après de bouffées de
chaleur difficiles à supporter, et le froid me reprenait
aussitôt. La toux était tellement violente, qu'elle m'a-
vait occasionné une douleur dans le dos au-dessous
de l'épaule gauche ; ma respiration était gênée, je ne
pouvais plus reprendre haleine pour tousser. Je fus
obligé de me mettre au lit, le 28 mai.

» Le médecin que je fis appeler certifia que j'étais
atteint d'une bronchite chronique, et que cette maladie
exigeait un traitement sérieux.

» Il me traita pendant six semaines ; la maladie se
porta dans le côté droit et de la gorge jusqu'au milieu
de la poitrine. Malgré ses soins, les médicaments
qu'il m'ordonnait augmentaient ma maladie. Je voyais
bien qu'il ne tenait plus à venir me voir ; le 15 juillet,
il se fit demander trois fois. — Je lui dis que je ne
dormais pas la nuit et que je toussais continuellement ;
il m'ordonna un sirop pour me calmer la toux et me
faire dormir. J'en pris trois cuillerées qui m'occasionnèrent des quintes de toux et des vomissements, et ne
voulus pas aller plus loin.

» J'étais arrivé au bout de mes forces, et la maladie
faisait toujours des progrès ; je ne pouvais plus me
tenir debout, ni même prendre une cuillerée de bouillon ; lorsque je voulais en prendre, je toussais et tout
revenait.

» Je me trouvais dans cette pénible situation, lorsque j'eus connaissance de votre brochure. Je fis prendre, le 31 juillet, chez M. le docteur Servaux, les mé-

dicaments nécessaires pour suivre un traitement d'un mois.

» Je l'ai commencé le 1er août dans l'après-midi : j'ai pris dans un demi-verre d'eau sucrée une cuillerée à café de poudre salino-calcaire avec addition d'une cuillerée à café d'eau cohobée de laurier-cerise. Le soir, dès que j'ai été couché, je me suis réveillé à deux heures du matin, j'ai toussé et craché très-librement, puis, je me suis rendormi pour ne me réveiller qu'à huit heures. — Au bout de trois ou quatre jours, la toux avait diminué des neuf dixièmes; l'appétit me revint aussitôt, j'aurais bien mangé à tout instant, et rien ne me faisait mal.

» Pendant le cours du mois de septembre, il y a eu encore beaucoup d'amélioration, et le râle que j'avais depuis le début de ma maladie dans la gorge et dans la poitrine, a complétement disparu.

» Voilà le troisième mois que je suis votre traitement; j'ai repris mon embonpoint, et j'ai bon appétit. S'il n'était encore un peu de toux et un peu d'enrouement, je serais tout à fait guéri.

» BIÈNAIMÉ DUBOST, âgé de trente ans,

» Route de Valogne, à Tourlaville. »

« Monsieur le docteur Jules Boyer,

» . . . . . Votre nouveau traitement de la phthisie pulmonaire m'a donné de bons résultats.

» Deux personnes guéries sur cinq, et trois en traitement depuis six mois. . . . .

» ROUBAUD fils, pharmacien,

» 11, rue de Rome, à Marseille. »

« . . . . Je suis heureux de pouvoir vous annoncer que plusieurs de mes amis que je vous ai envoyés sont aujourd'hui guéris.

» Je m'enrhume toujours facilement, et j'ai parfois, mais pourtant aujourd'hui bien rarement, des douleurs au côté de la poitrine. En somme, je vais beaucoup mieux.

» Agréez, etc.

» J. PAGNY,

» 15, route de Neufchâtel, à Rouen. »

« J'ai commencé votre médication, le 7 du mois de juin, et dès les premières gorgées la poitrine s'est dilatée et j'ai respiré plus librement et avec plus de facilité. Ce mieux notable, tant à l'égard de la bronchite que de l'asthme, s'est prolongé sans interruption jusqu'au 11 juillet, époque où je me suis involontairement trouvé un instant exposé à un courant d'air. Il en est résulté une diminution dans le mieux et un peu d'oppression par suite de mouvements obligés. Les journées, toutefois, n'étaient pas du tout mauvaises, les expectorations étaient plus rares, plus transparentes et d'une meilleure nature, et j'avais plus de force pour les expulser. . . . .

» Le chevalier DES ORIÈRES,

» Au Moulin et par Sens. »

« . . . . «

» Je termine ma bien longue lettre, monsieur le docteur, en vous racontant un fait qui, peut-être, vous fera plaisir. J'avais donné de votre poudre contre les sueurs à une pauvre phthisique au dernier degré, elle s'en trouva si bien, qu'elle se crut guérie. Le docteur qui la soignait m'a envoyé les parents d'une autre malade qu'il voit, pour me demander de cette merveilleuse poudre. J'en ai fait venir de nouveau, ainsi que des pilules antirhéiques; j'apprends que la pauvre malade, que je suis allé voir, s'en trouve aussi très-bien.

» GILLOUX, prêtre,

» Chemin de Serres (Carpentras). »

« Très-honoré Confrère,

» Je viens de lire avec le plus grand intérêt votre brochure sur le *Traitement de la Phthisie pulmonaire*. Depuis douze ans, je m'occupe exclusivement de cette question, et, vivant sans cesse au milieu des tuberculeux, j'ai pu me convaincre de toute la vérité des idées que vous avez publiées. Je partage entièrement votre opinion sur les dangers de l'iode, qui est préconisé partout aujourd'hui, et sur les grands avantages des escargots, de l'huile de morue, des toniques doux et des

préparations phosphatées. Je suis très-désireux d'essayer en grand la poudre que vous recommandez avec
conscience. Je suivrai vos indications pour l'administrer, et je serai heureux de vous faire part des résultats
obtenus.

» Je ferai mes observations en toute liberté; car nous
n'avons qu'un but, c'est de trouver enfin une médication efficace et rationnelle pour une maladie si fatale
qui fait tant de victimes autour de nous.

» Déjà mes efforts m'ont prouvé qu'on pouvait souvent obtenir des guérisons presque inespérées, et je
suis persuadé que nous arriverons à effacer de plus en
plus ce triste mot d'incurabilité. Pour cela, il faut chercher et tout essayer, modifier, combiner sans aucuns
partis pris de sotte exclusion.

» J'ai horreur des gens à idées fixes qui se prononcent pour ou contre un système sans tout examiner à
fond, et nos plus grands maîtres ont le tort de se renfermer souvent dans des formules identiques, connues
à l'avance.

» Agréez, très-honoré Confrère, l'assurance de ma
parfaite considération.

» Dr GÉNIEYS,
» Médecin-inspecteur d'Amélie-les-Bains. »

« Monsieur et très-honoré Confrère,

» La lecture de votre ouvrage, aussi parfait par la
méthode scientifique et l'examen théorique du sujet,
que par l'application des données physiologiques et
pathologiques au traitement, m'a vraiment intéressé et
m'a inspiré le désir d'employer votre traitement dans
ma pratique et de me joindre au nombre des praticiens
qui tâchent de constater par l'observation clinique la
justesse de vos propositions.

» Agréez, etc.

» Dr TUTSCHEL,
» Médecin de S. M. le roi de Bavière. »

« Monsieur et très-honoré Confrère,

» J'ai reçu la brochure que vous avez eu la bienveillance de m'adresser et l'ai méditée avec une profonde attention. C'est un devoir pour moi de vous exprimer toute la joie intellectuelle qu'elle m'a causée et de vous remercier de vos généreux efforts. Je ne connais assurément rien d'aussi satisfaisant sur la phthisie pulmonaire.

» Je vous avais demandé votre brochure au sujet d'une jeune malade, fille unique, digne à tous égards du plus haut intérêt et chez laquelle toute la série des moyens antiphthisiques à été épuisée.

» Son père m'a chargé de vous demander une consultation, etc.

» Dʳ HOUSSAYE,

• A Pont–Levay.

» 21 septembre 1864. »

Le père de cette jeune malade m'écrivait, quelques jours après l'application du traitement : « Votre médication a déjà produit d'excellents effets. »

———

« Monsieur et très-honoré Confrère,

» Je viens de lire votre brochure avec le plus vif intérêt, et, malgré sa clarté et l'application si facile du traitement que vous recommandez pour combattre cette terrible maladie, je préfère avoir votre avis sur le malade que je vous adresse, et rester simple observateur. . . . .

» Dʳ COMBAUD (de Versailles). »

Le malade que M. le docteur Combaud m'a fait l'honneur de m'adresser est guéri. Depuis cette époque, cette excellent médecin de Versailles me confie toujours la direction du traitement des phthisies et des bronchites chroniques qu'il rencontre dans sa nombreuse clientèle.

———

» Tramont–Emy, le 24 novembre 1864.

» Monsieur Boyer,

» Le 6 juillet, j'ai commencé votre traitement pour une bronchite chronique compliquée d'hémoptysie et de sueurs; au bout d'un mois, le repos m'est revenu, l'embonpoint aussi; jamais je n'ai eu autant d'appétit que maintenant. . . . .

» RENAU,
» Maire de Tramont–Emy. »

« Conflans, 26 décembre 1864.

» Monsieur et honoré Confrère,

» L'heureux résultat qu'un de mes clients a éprouvé, en juin dernier, de l'emploi du traitement du docteur Jules Boyer, m'engage à vous faire une nouvelle demande de médicaments, etc. . . . .

» Dr THIÉBAUD. »

A M. le Dr Servaux, pharmacien.

« Lyon, le 10 décembre 1864.

» Monsieur le Docteur,

» Après avoir reçu votre brochure, je la soumis à M. Bichet, mon pharmacien habituel, qui m'encouragea fortement à essayer votre traitement sur ma femme, âgée de vingt-quatre ans, et gravement malade depuis un an, et j'ai lieu de croire que l'affection date de bien loin.

» M. Bichet eut l'obligeance de se charger de la venue des médicaments.

» Les effets ne se firent pas attendre : au bout d'une quinzaine, la toux avait pour ainsi dire complétement cessé; l'amaigrissement s'arrêtait comme par enchantement, ainsi que le cortége de maux de poitrine que vous décrivez dans votre brochure. — Le flacon est à peine aux trois quarts; le mieux se soutient, et la

malade espère. — La guérison morale n'est pas celle
que j'apprécie le moins . . . .

» DUPLANU,

» 49, rue Sainte-Élisabeth. »

« Lyon, 29 décembre 1864.

» Monsieur le Docteur,

» Depuis dix-huit jours, je suis votre traitement de
la bronchite par la poudre salino-calcaire et la poudre
contre les sueurs. J'ai vu combien ce traitement avait
été favo able au rétablissement de Mme Duplanu, j'espère pour moi le même résultat. Je me trouve déjà
mieux; je tousse et crache moins, et puis je repose
bien la nuit; les douleurs que j'avais dans les épaules
sont beaucoup moins fortes.

» Depuis quatre mois que je suis malade, le médecin
que j'ai consulté m'a donné toutes sortes de remèdes ;
emplâtres arrosés d'huile de croton, huile de foie de
morue, sirop de iodo-tannique, tisane de dattes et de
jujubes; tout cela ne m'a presque rien fait. Il m'a dit
que j'avais le poumon droit malade, ce que je sens bien.

» J'étais profondément lasse de tout cela, lorsque le
hasard m'a fait connaître votre traitement. Comme je
vous le disais, monsieur, je m'en trouve bien et veux le
suivre bien exactement. . . . .

» Mme MILLET,

» 71, avenue de Saxe, à Lyon. »

« Lyon, le 6 février 1865.

» Monsieur le docteur Jules Boyer,

» Je suis atteint d'une maladie de l'os de la cuisse,
venue à la suite d'un violent rhumatisme que j'eus à
l'âge de douze ans. J'ai vingt-sept ans, et il y a quatre
ans, que j'eus un énorme abcès qui perça tout
seul; il sortit beaucoup de pus, et aussi plusieurs esquilles d'os de deux à trois centimètres de long. Il s'est
formé une fistule qui ne s'est jamais refermée depuis :

c'est à la cuisse droite, à dix centimètres au-dessus du genou et en dedans. Cela me faisait bien souffrir pour travailler, car je suis tisseur, et l'on est obligé de travailler avec la jambe droite. Je ne pouvais pas appuyer le doigt sur la partie malade sans ressentir une douleur aiguë. L'année dernière, au mois de janvier, le pus cessa de couler, et il se forma un nouvel abcès, qui me fit cruellement souffrir pendant trois semaines; je ne pouvais ni boire, ni manger, ni dormir. L'abcès creva tout seul, et ce ne fut que du sang qui s'écoula par la fistule. Quelques jours après, j'entrai à l'hôpital, et pendant trois mois, l'on me fit prendre de l'huile de foie de morue, de la tisane amère, des frictions mercurielles et des injections de chlorure dans la fistule. Tout cela n'a amené aucun résultat. La douleur existait toujours, et il sortit encore deux esquilles. Je sortis de l'hôpital, au mois d'avril, et je repris mon travail, n'ayant pas d'autre moyen d'existence; je souffrais toujours, et le pus coulait en abondance.

» Lorsque, au mois de décembre dernier, M. Duplanu me parla de votre brochure, où je vis que vous aviez guéri une carie à l'aide de la poudre salino-calcaire. Le 1er janvier, j'en achetai un flacon, et je m'en trouve extraordinairement soulagé. La douleur de l'os que je ressentais, en appuyant dessus, a presque disparu, et je travaille sans effort et sans souffrance.

» Le major qui m'a traité appelle cette maladie une ostéïte. Je vous prierai, monsieur le docteur, de me dire s'il faut continuer votre traitement.

» Votre reconnaissant serviteur,

» LOUIS PORCHERON,
» 47, rue Sainte-Élisabeth, à Lyon. »

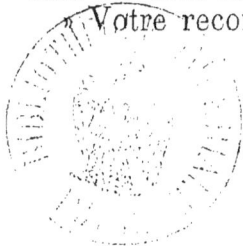

PARIS. — IMPRIMERIE DE CH. CHAUMONT, 6, RUE SAINT-SPIRE.

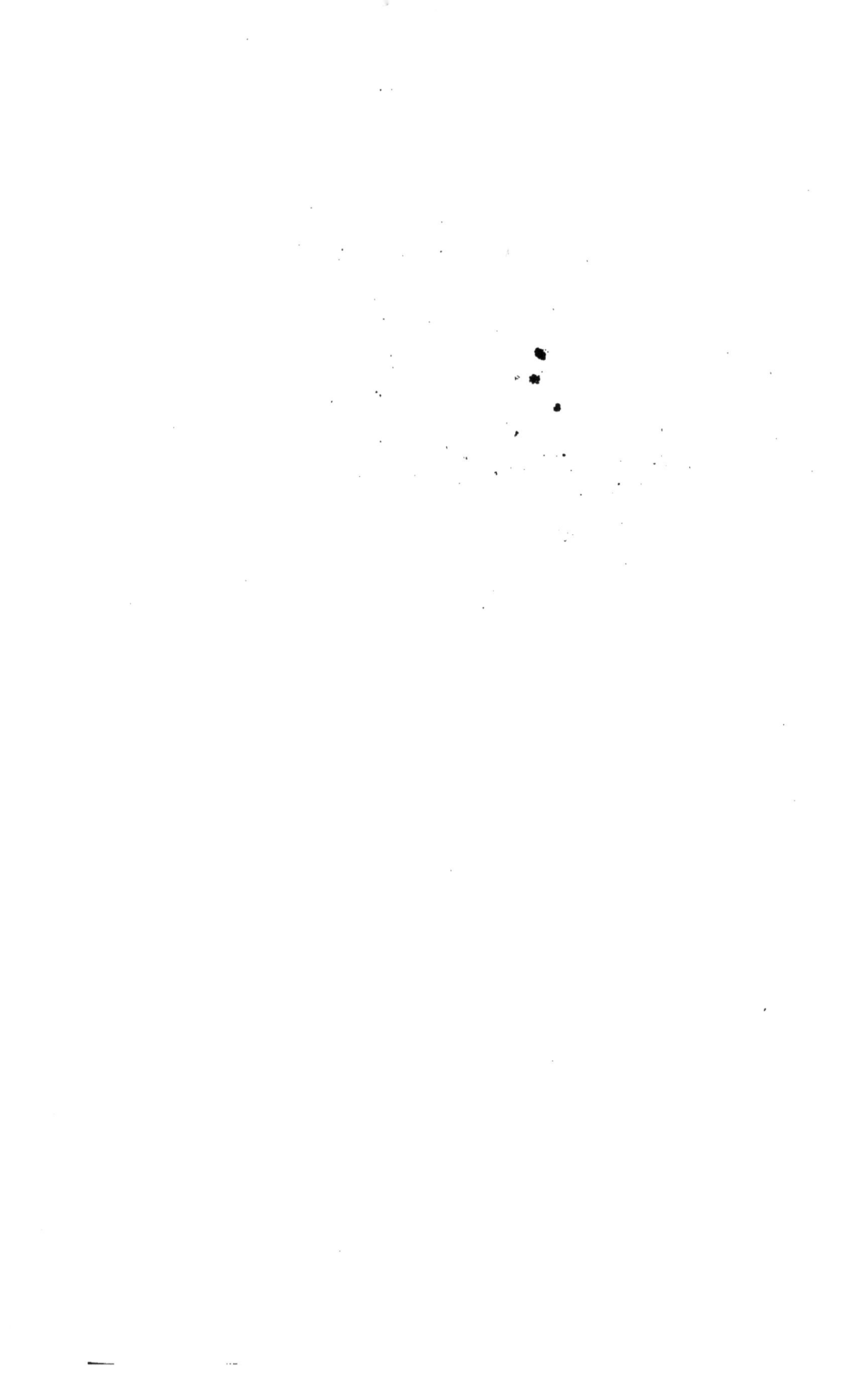

www.ingramcontent.com/pod-product-compliance
Lightning Source LLC
Chambersburg PA
CBHW062011200326

41519CB00017B/4765